なるほど納得、むし歯の治療

知って、よかった接着歯学

あなたの健康21
「歯と口の健康を守ろう会」編著

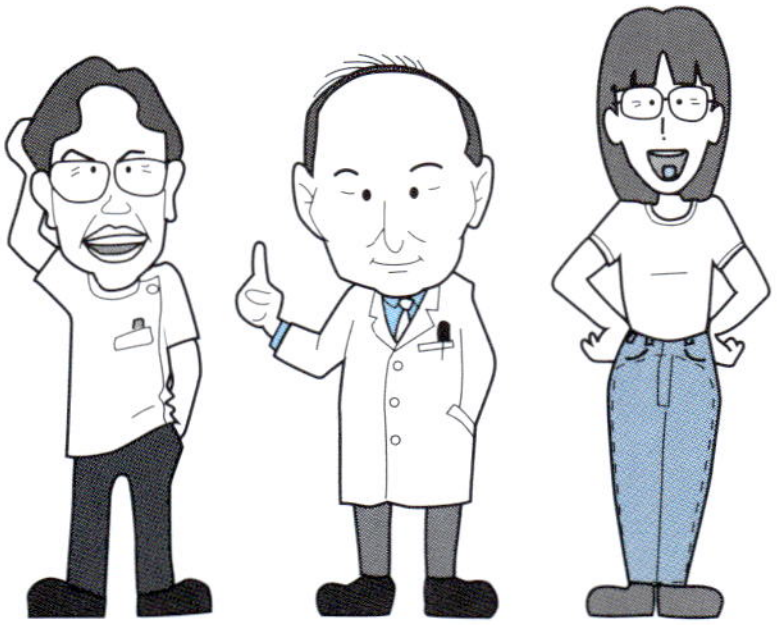

クインテッセンス出版株式会社 2004
Tokyo, Berlin, Chicago, London, Paris, Barcelona, São Paulo, New Delhi, Moscow, Prague, Warsaw, and Istanbul

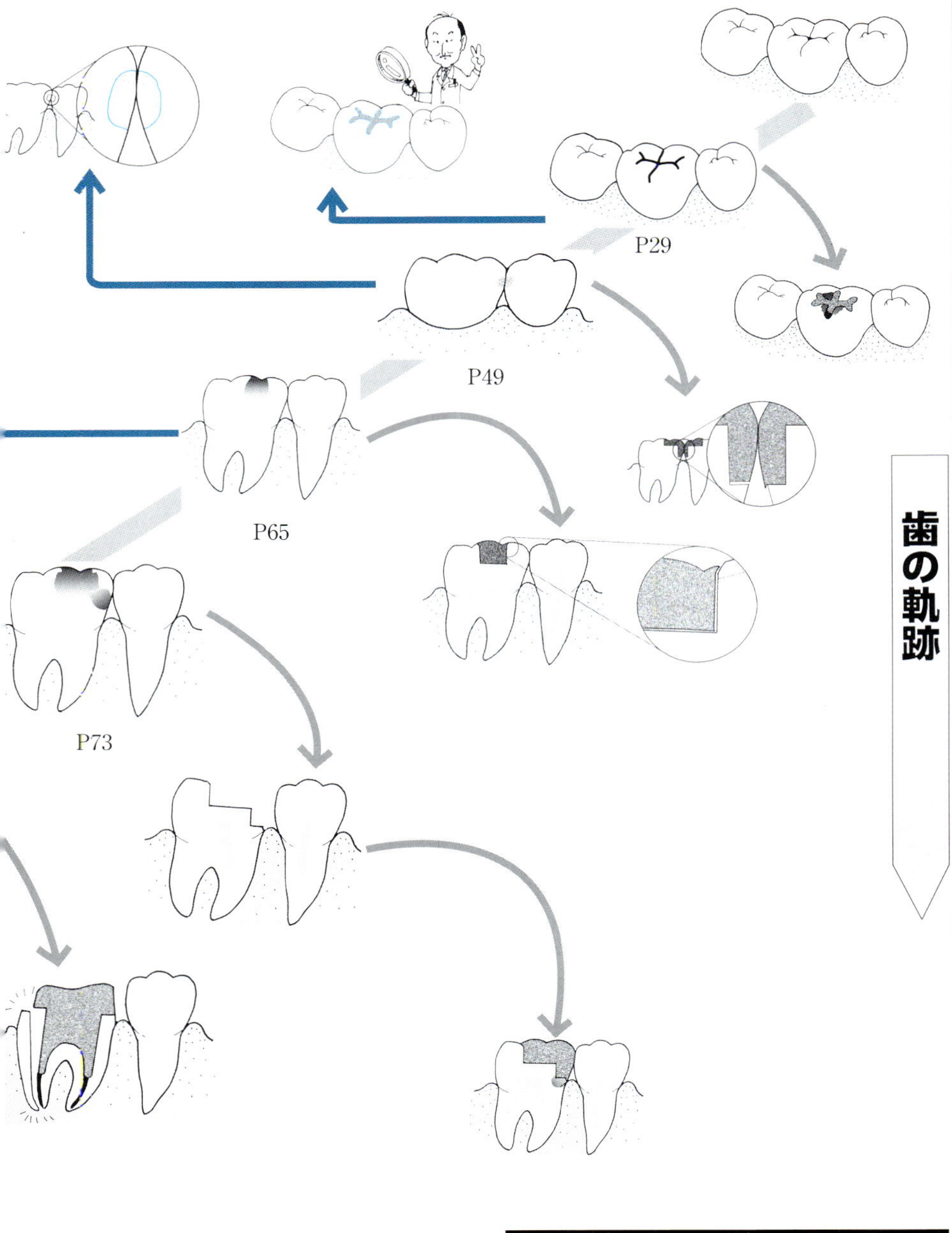

接着を使わない治療法

接着を活かした治療法

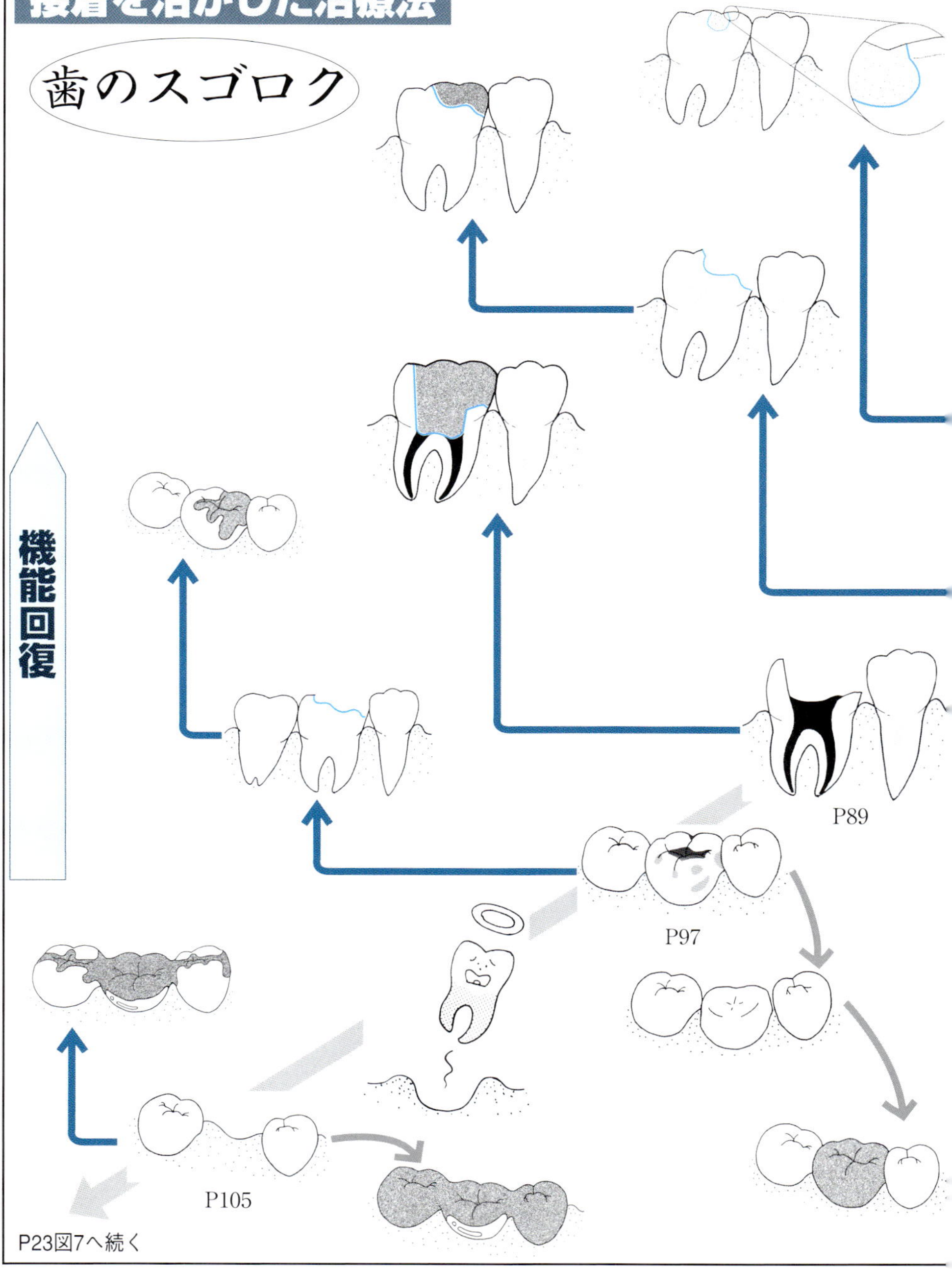

P23図7へ続く

はじめに

私たちは、歯科治療を受ける人々と歯科医師たちが悩んできた「治したはずの歯」が再び病む原因は、現在行われている歯科医療そのものにも原因があると考えています。

この事実を皆さんの歯の健康を守るプロである歯科医師にぜひとも学んでいただき、「歯を守る接着歯学という新しい歯科治療法」を理解してもらい、患者さんたちに施してほしいという発想から「来て見て接着　これで完璧象牙質」と題した本を2年前に出版しました。

ところが、この歯科医師向けの本を歯科医師よりも、歯科医療について知りたいという人々が買ってくださり、これを携えて歯科医院を訪れる方まで現れました。

よく考えてみると、「治したはずの歯」が再び病むことで、一番困るのは、歯科医療を受ける立場の人々です。そこで、著者（歯科医師ではないが、接着歯学の理論を発見した化学者の中林と接着歯学の実践者で、歯科医師の安田）らはあなたの健康21『歯と口の健康を守ろう会』を設立し、現在の歯科医療に対して、さまざまな問題提起を行いつつ、この活動の一環として、歯科医療を受ける人々の立場に立って、本書を執筆しました。

本書を読むことによって、接着歯学という新しい歯科治療法に対する関心が高まり、自分の歯の健康は自分で守るといった気構えが社会に広がり、その結果として、「歯の健康の受益者」になろうという意識を持つ人々が増えることが、「治したはずの歯」が再び病むといった原因を解決してくれる一番の近道であると著者らは考えています。

２００４年３月

あなたの健康21「歯と口の健康を守ろう会」
会　長　中林宣男／理事長　安田　登

なるほど納得、むし歯の治療
知って、よかった接着歯学

目次

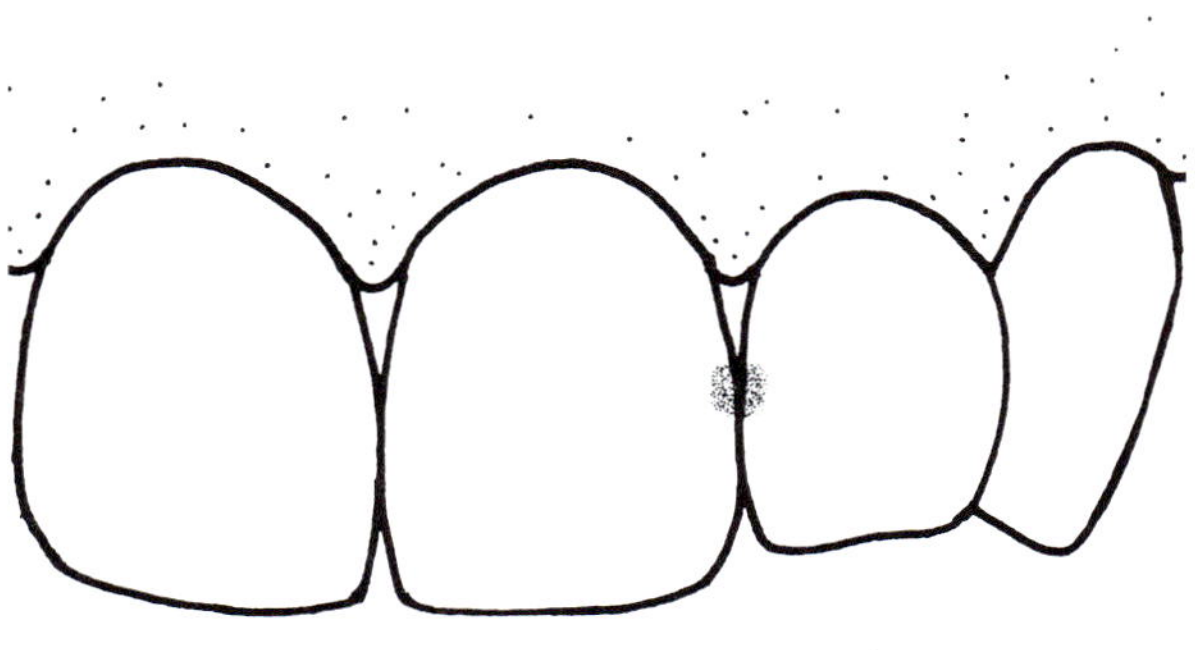

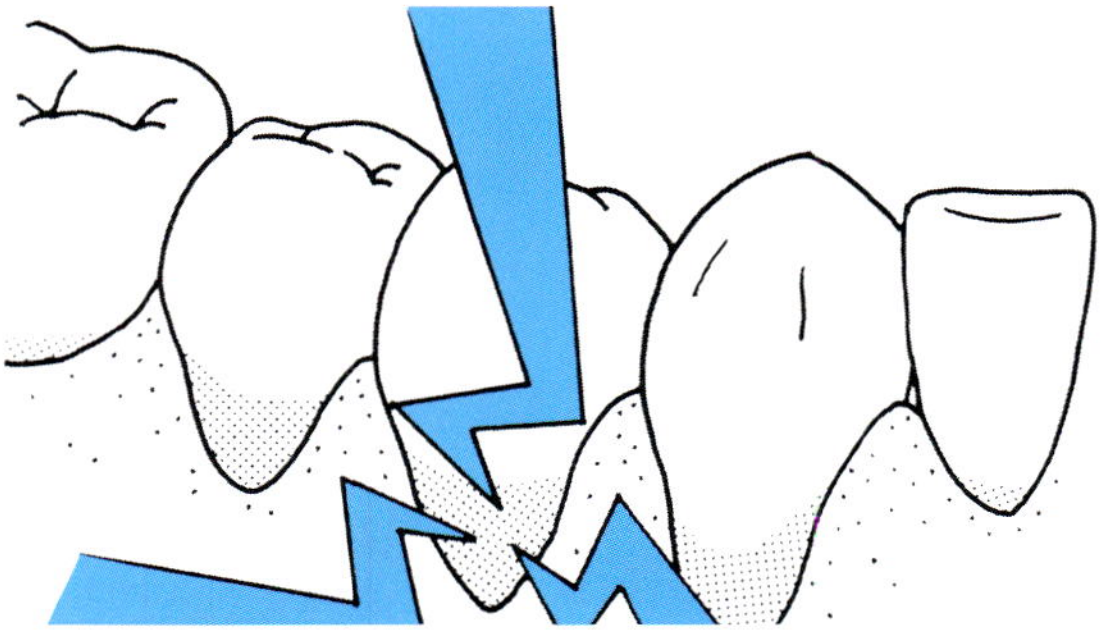

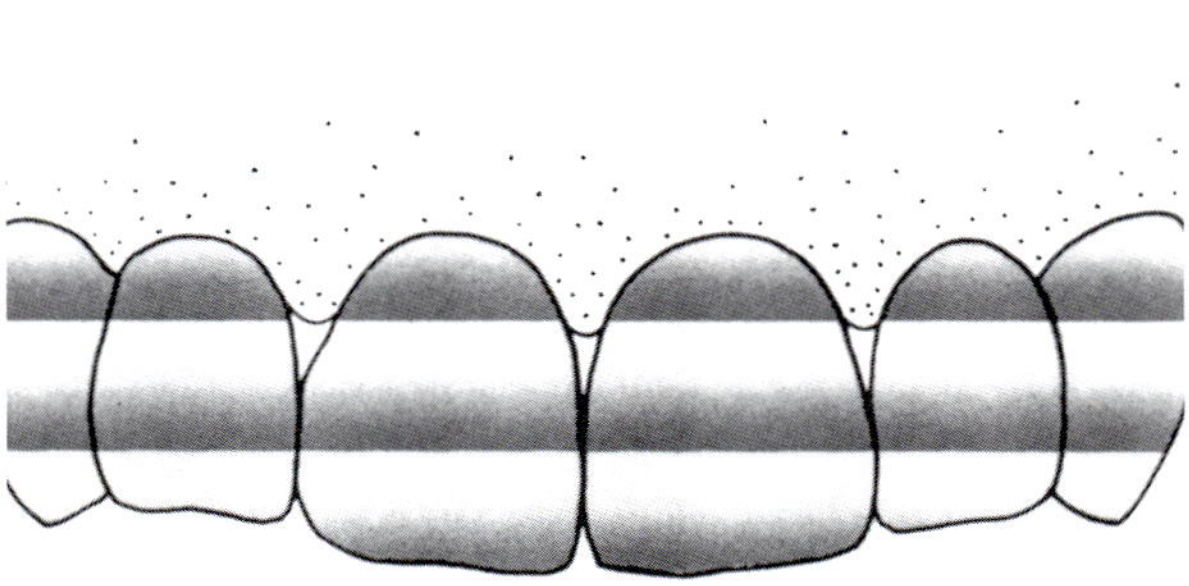

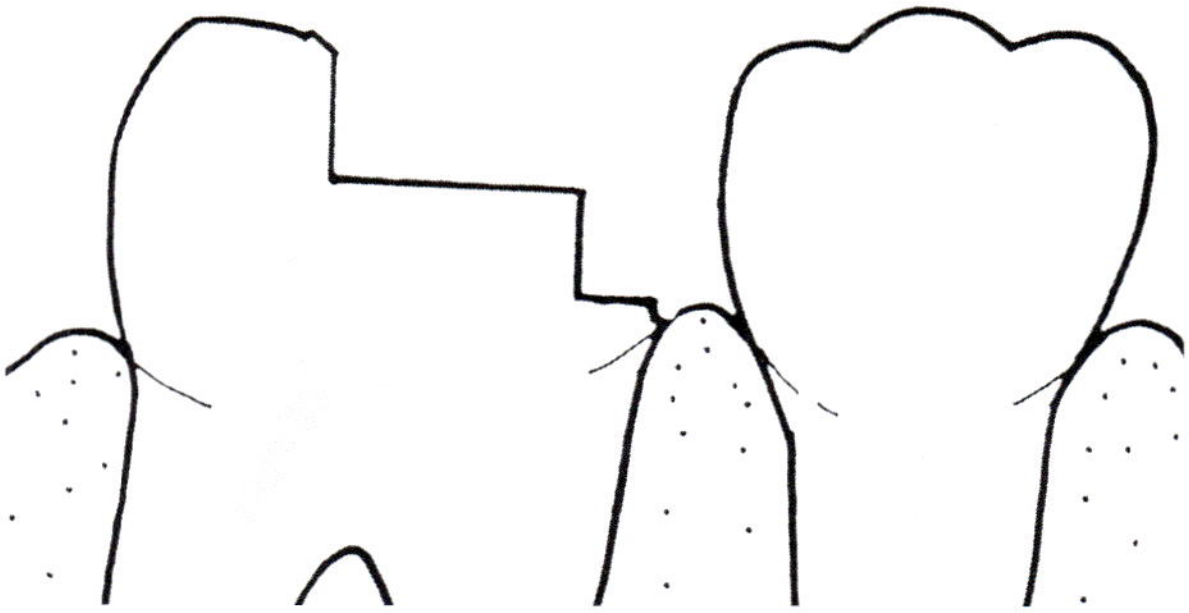

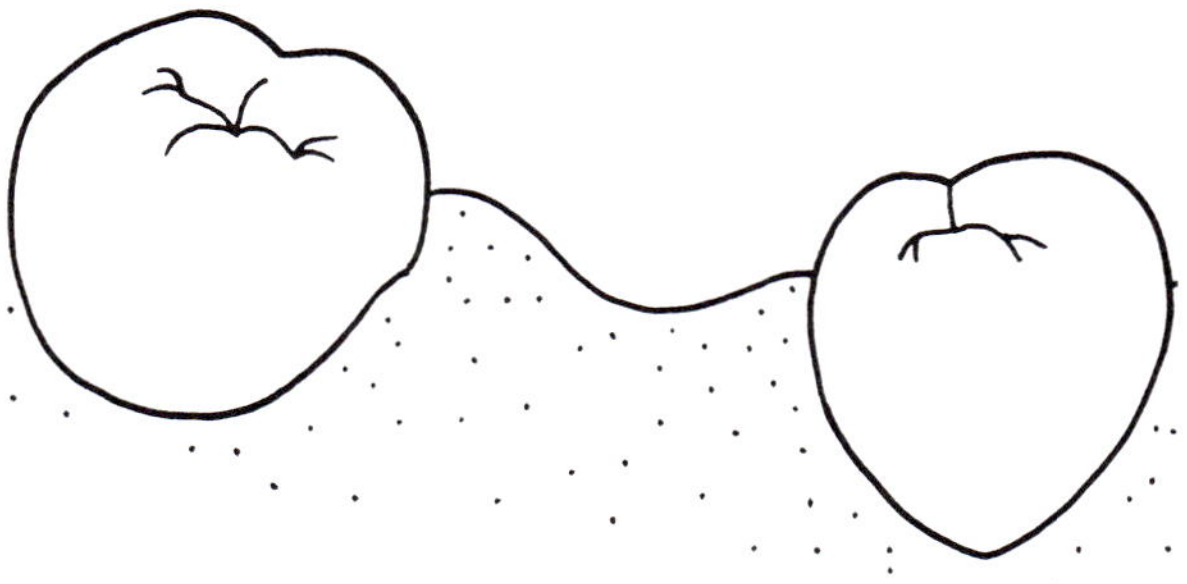

■カバーイラスト：池上 正
■カバーデザイン：飛田 敏
■イラスト：池上 正／飛田 敏

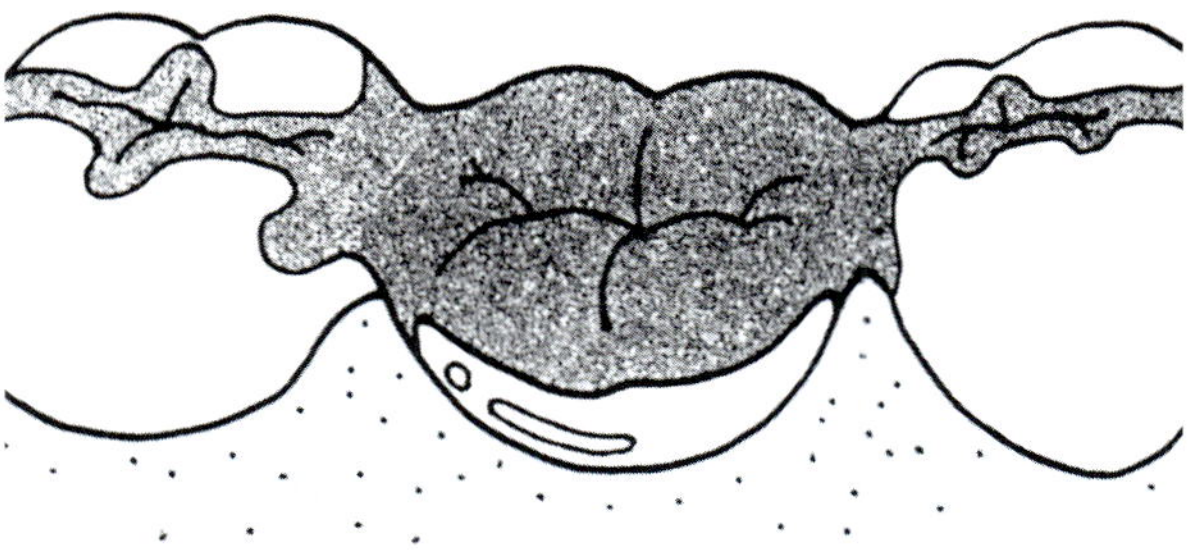

プロローグ
自分で自分の歯を守るかしこい患者になるために

■８０２０（ハチマルニイマル）運動を知っていますか？

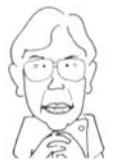

サヤカさんは、「８０２０運動」と言う言葉を知っていますか？　われわれ歯科医療関係者の間では、知られている言葉なのですが・・・。

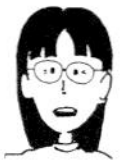

聞いたことはありますが、その詳しい意味までは知りません。どうのような運動なのですか？

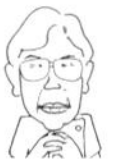

これは80歳でも、自分の歯を20本残そうと、もともと、厚生労働省と日本歯科医師会が協力して始めた運動です。80歳で歯が20本以上残っていると、何でもよく食べられますし、介護を受けることもなく、健康で自立した生活ができる。そこで、これを標語として高齢時代の健康指針・目標としたのです。

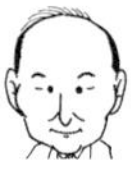

人間は、歯が残っていると、食べ物などをよく噛めます。噛めるということは、脳が刺激を受け、高齢者が痴呆症になる可能性が低くなることをはじめ、いろいろな効果を期待できます。

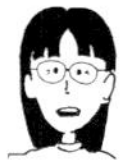

そういった問題にも関係があったのですね。ところで、日本人で80歳の方々は、何本くらい自分の歯を残していらっしゃるのですか？

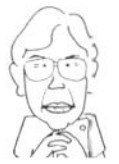

推定値ですが、1人平均8.21本（厚生労働省「平成11年歯科疾患実態調査の概要」による）ですから、あまりよい状態とは言えません。つまり80歳で20本どころか、8本しか残っていないということです（図1）。

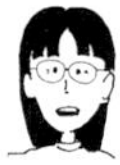

目標との間には、そんなにギャップがあるのですね。これは、欧米の80歳の方々と比べた場合、どうなのですか？

〈登場人物紹介〉

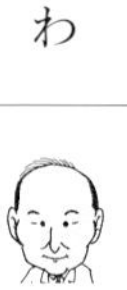

ナカバヤシ博士：工学博士。

高分子化学の専門家だが、歯科における「接着」とそれを応用した「接着歯学」の大家としても知られている。とくに博士が発見した「樹脂含浸層＝人工エナメル質」は今までの歯科治療を一変させるものとして、世界的に高い評価を受けている。

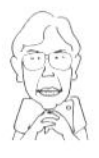

ヤスダ博士：歯学博士。

ナカバヤシ博士の理論を実際の歯科治療に生かそうとほん走している。しかし、大学教育、保険制度など、「接着歯学」の考え方の普及のためにはハードルが高く、いつも頭を痛めている。大学の歯学部で長い間学生の教育をしていた。

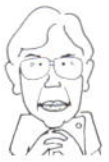

残っている歯の数では、欧米の先進国と比べても、残念ながら日本人は、少ないのが現状です。

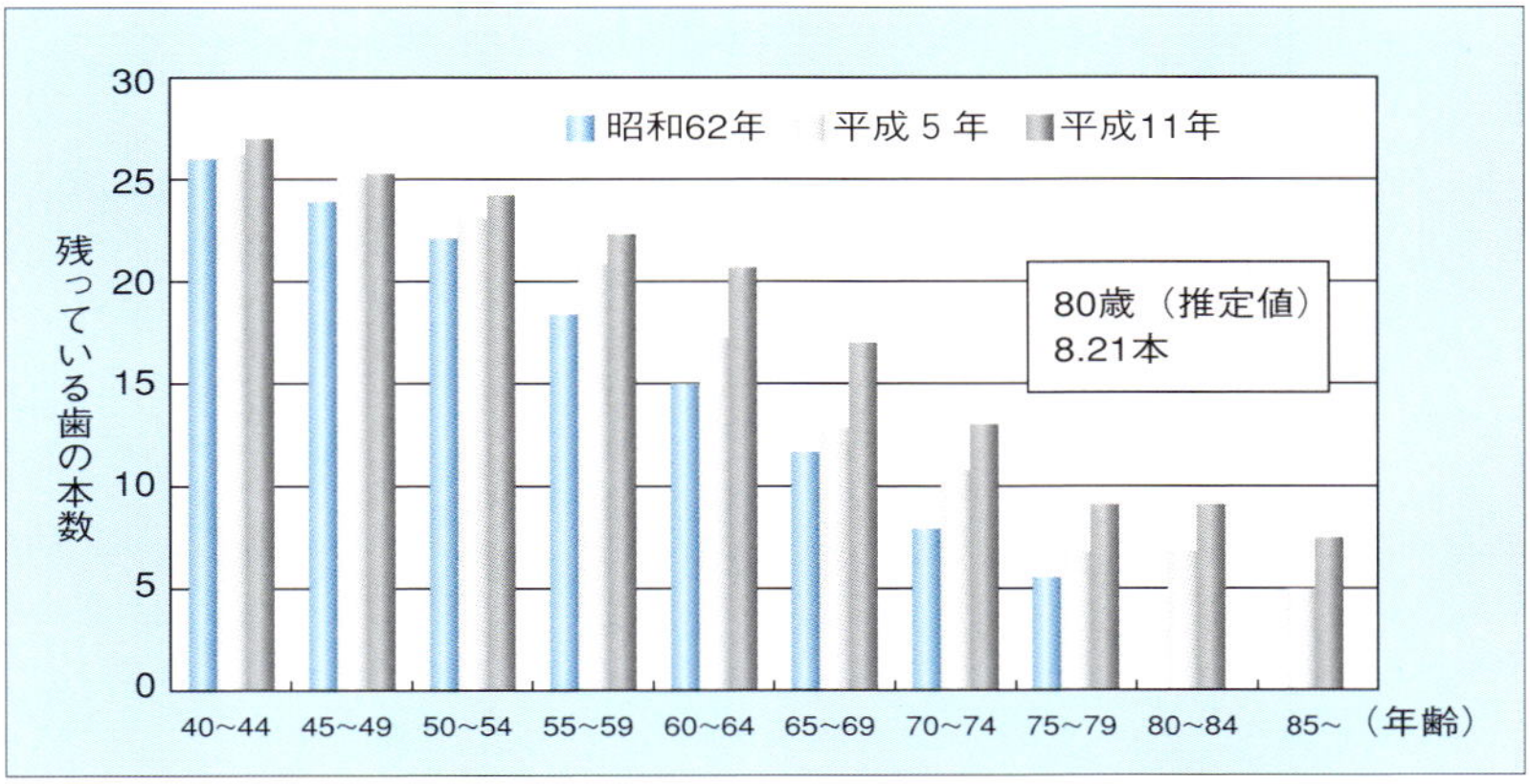

図１　１人平均現在歯数（厚生労働省「平成11年歯科疾患実態調査の概要」より）。

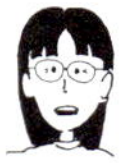

エーッ！　日本人は、歳を取ると、欧米人よりも早く歯を失ってしまうということですか？　こんなに文明や医学が進歩したといわれているのに、欧米の先進国の人たちよりも早く歯がなくなってしまうのですね。それは一体、どこに原因があるのですか？

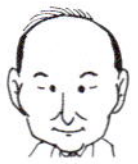

原因の９割以上は、う蝕《しょく》（むし歯）と歯周病です。この二つの病気を防ぐためのよい対策があれば、歯を失う傾向はかなり改善されるはずです。

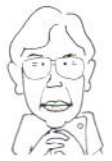

私もそう思います。この二つの病気はどちらも細菌による感染症ですから、この感染を防ぐよい方法があれば、現在の傾向に歯止めをかけることができます。

一つ具体的な対策を言えば、歯の表面に付着している細菌の塊《かたまり》（プラーク）を適

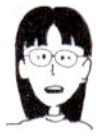

サヤカさん：主婦。一男一女の母。

子どもの歯、自分の歯の治療にとても関心が高く、また、治療を受けた経験から今までの歯科治療にばく然とながらも疑問を感じている。

〈用語解説〉

■ う蝕

いわゆる「むし歯」のこと。口の中にいる酸を作る細菌によって引き起こされる疾患で、細菌が炭水化物を摂取し、乳酸をはじめとした有機酸を作り、この酸が、歯の表面を溶かす現象から始まる。この溶かされた部分はその後、唾液の力で回復するが、溶かす量が修復する量を上回ると、う蝕は進行し、やがては穴を生じる。

う蝕は進行度や部位によって「エナメル質う蝕」「象牙質う蝕」「根面う蝕」などに分類

切に取り除くプラーク・コントロールがとても重要です。

　また、このプラーク・コントロールは、毎日自分で行うセルフケアと、数ヵ月に1回歯科医院で行ってもらうプロフェッショナルケアがあります。この二つの対策を使い分けて、プラークの付着を防止することが、予防法の第一歩だと思います。

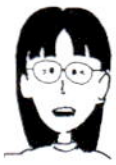
ちょっと待ってください。むし歯と歯周病とは別々の病気なのに、予防の方法は同じということですか？

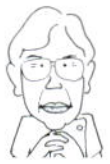
そう考えてもよいと思います。むし歯も歯周病も歯の表面や口の中のプラークが原因で発症する病気です。ですから、その予防法には共通点が多くあります。

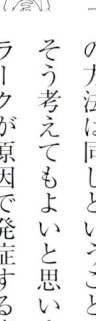

　またむし歯が原因で歯周病が発症することもあるのです。たとえば、むし歯の治療を行う時に、詰め物を使うことがありますが、不適切な治療によっては、それが原因となって歯周病を悪化させることも知られています。
　これをよく考えていくと、ともかく「むし歯にならない努力をすれば、歯周病にもなりにくくなる」と言うことになるわけです。

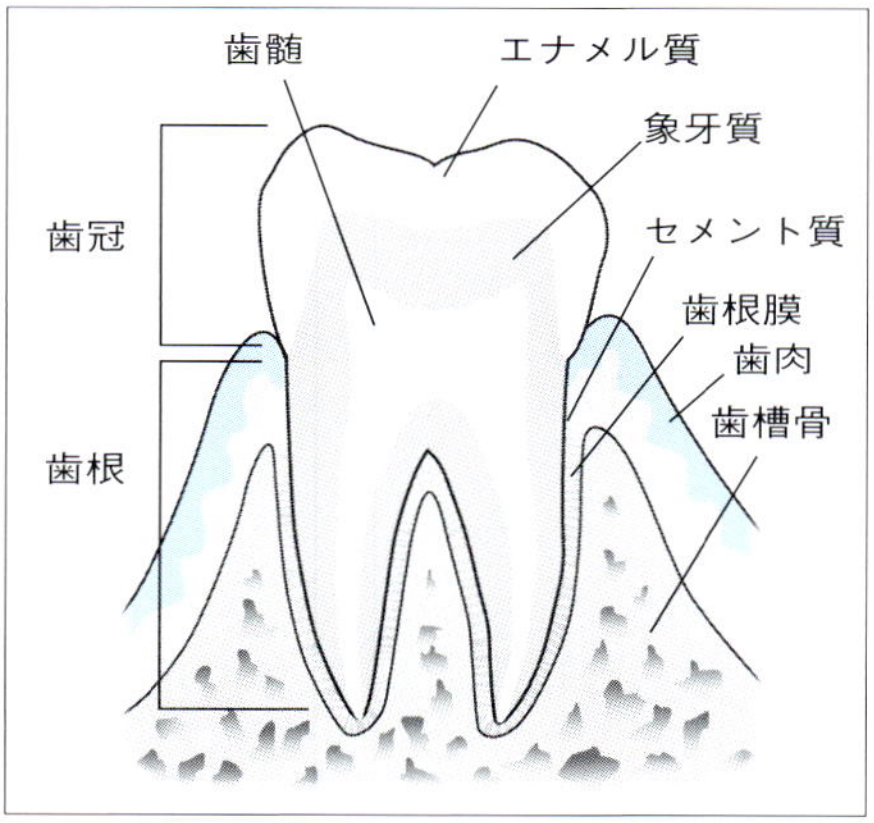

図2　歯の組織。

されるが、「穴の開いたう蝕」は自然治癒しない。

■ 歯周病
　むし歯と並ぶ歯科における2大疾患の一つである。むし歯と同様、細菌の感染症。以前は「歯槽膿漏」と呼ぶこともあったが、歯ぐきから膿が出るのは歯周病の最終段階であるので、今日では初期の歯ぐきの炎症も含めて、歯の周りの組織に起こる病気をすべて歯周病と呼んでいる。

　むし歯と異なり静かに進行するので気が付いた時には手遅れであることが多い。

■ プラーク（歯垢）
　歯の表面にこびり付いた、細菌と細菌の排出物からなる白くネバネバした、むし歯と歯周病の原因物質であり、唾液中のカルシウムと結び付いて歯石を作る。歯石になると、自分では除去できないので、歯科医院で歯科医師や歯科衛

■歯の組織とむし歯の正体

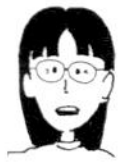

ナカバヤシ先生やヤスダ先生はご存知かもしれませんが、「むし歯」って、一体どういう病気なのですか？

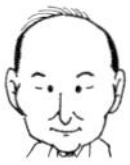

これは「歯」の病気ですが、その話をする前に、「歯の組織」のことを少し考えてみましょう。

まず、歯は、顎の骨の一部である「歯槽骨《しそうこつ》」に「歯根膜《しこんまく》」と呼ばれる線維状の組織で結び付けられています（図2）。そして、歯そのものは外側から順に「エナメル質」「象牙質《ぞうげしつ》」、そして血管や神経細胞のある「歯髄《しずい》」という構造になっています。「エナメル質」は人体で言えば身体を保護している皮膚のようなもので、これによって内側の「象牙質」「歯髄」と言った歯の生きた組織は守られています。

さて、歯の病気を発症する場所で分類してみると、「むし歯」は「歯」自体の病気であり、「歯周病」は歯の周りの組織、つまり「歯肉」「歯根膜」「歯槽骨」の病気です。

そして、これはサヤカさんの質問への答えでもあるのですが、「むし歯」は、口の中で酸を作る細菌（ミュータンス・レンサ球菌など）による感染症であり、この細菌たちが作る酸によって外側のエナメル質から歯が溶けていく病気なのです。

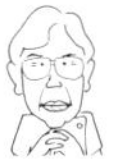

ただし、ここで言う感染症は、「細菌の存在」イコール「むし歯として発症する」と言うものではありません。細菌が育ちやすい環境と細菌の好むエサがなければ、むし歯は発症しません。次のページの図3はカイスの輪と呼ばれているものですが、むし歯は、①むし歯に対する抵抗力、②細菌の存在、③

生士に取ってもらう。

鋭利な器具で大切なエナメル質を傷付けることもあるので歯石にならないようにプラークのうちに除去することを心掛ける。

■プラーク・コントロール

プラークを適切な方法で除去すること。日常的なブラッシングが最も効果的であるが、広義には規則正しい食習慣や砂糖摂取制限も含める。

■歯槽骨

顎の骨の一部で、とくに歯の根（歯根《しこん》）を支えている部分。

■歯根膜

歯根の部分と歯槽骨との間にある線維状の組織。多くの感覚受容器（センサー）があるため、噛んだ時に過剰な力が直接、骨に伝わらないようなショックアブソーバーの役割も果たしている。

■エナメル質

口の中に見えている部分

炭水化物（とくに糖分）の三つの要因が重なり合ったところに発症するとされています。つまり、この図3が示すように、細菌の好むエサである糖分の存在も、むし歯が発症する重要な要因となっています。

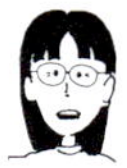

なるほど、「お砂糖を食べると、むし歯になりやすい」とよく言われますが、こういうことだったのですね。

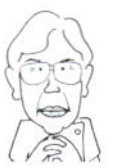

サヤカさん、両者は確かに関係があるのですが、だからといって、砂糖を食べるとむし歯になると決め付けてしまうことも問題です。「むし歯になるから砂糖を食べてはいけない」と言っているのではありません。いつもアメをなめたり、ガムを噛んだり、缶ジュース、缶コーヒーなどをだらだら飲んでいて、絶えず口の中に糖分が入っている状況が、酸を作りむし歯を発症させやすくするのです。

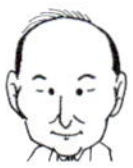

「糖分」と「むし歯」との関係は、科学的にだいぶ解明されてきました。細菌は糖分をエネルギー源として利用しながら活動し、その結果、老廃物として酸を出します。この酸が歯にとって大切なエナメル質を溶かしてしまいます。このエナメル質が溶かされることを「エナメル質の脱灰《だっかい》」と言いますが、これが「むし歯のはじまり」です。

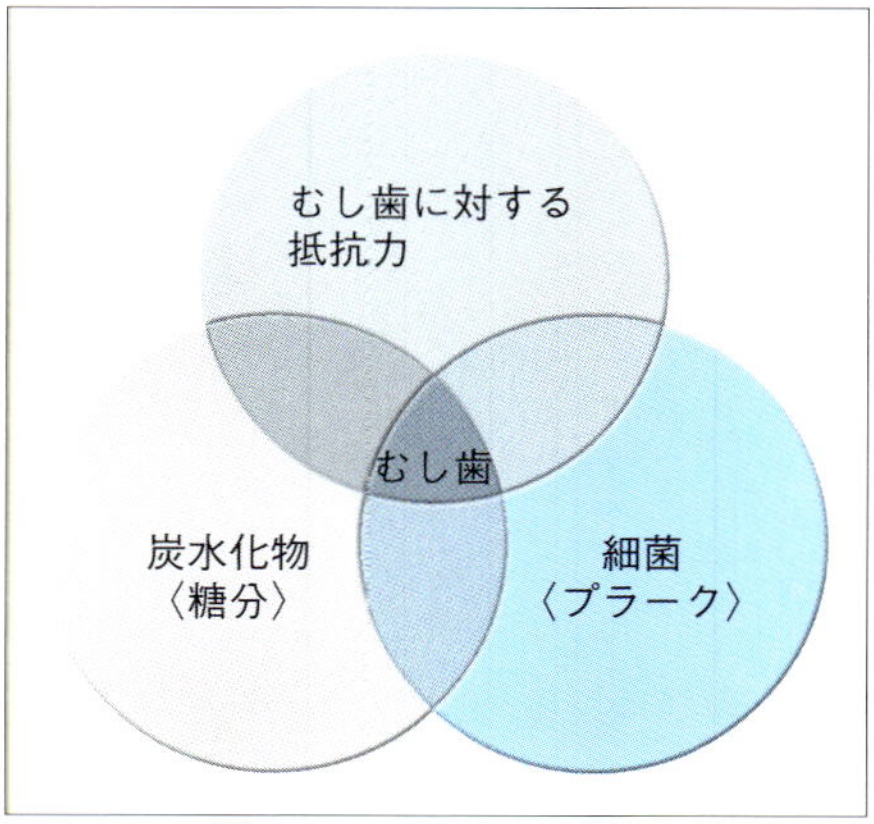

図3　カイスの輪。

（歯冠《しかん》）の最表層にあり、ほとんどがヒドロキシアパタイトの結晶でできている身体の中で最も硬い組織である。皮膚と同様、内側にある組織（象牙質、歯髄）を外の刺激から守っている。

■ 象牙質

歯の主体をなし、歯冠の部分はエナメル質に、歯根の部分はセメント質におおわれている。65％の無機質、20％の有機質（コラーゲン）と水とで構成される。象牙質から内側は生体内と考えられ、これをエナメル質が保護している。

■ 歯髄

一般には「神経」と呼ぶことが多い象牙質の内側に存在する組織。各種細胞、血管、神経を含んでいる。細菌感染が歯髄まで進行すると、とくに激しい痛みが発生する。

■ 歯肉

「歯ぐき」の部分。歯の周囲

私がここで「むし歯のはじまり」と言ったのは、溶けた歯のエナメル質が、まだ元に戻る可能性があるからです。人間の身体は巧妙にできていて、この段階では脱灰された部分を、唾液に含まれるカルシウムやリン酸イオンが埋め戻してくれるのです。これを「エナメル質の再石灰化《さいせっかいか》（再結晶化《さいけっしょうか》）」と言います。

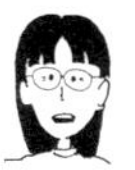
歯の溶けたエナメル質が埋め戻されるということは、つまり再生されるのですか？

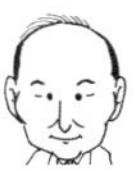
そうです。生体の持つすばらしい再生能力のなせる業《わざ》と言うことができますが、その能力は非常にゆっくりとしたもので、再石灰化には、酸が歯のエナメル質を溶かす時間に比べて、約10～20倍の時間が必要です。

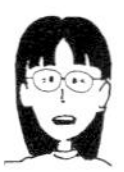
そうか！　だから唾液が歯のエナメル質を再石灰化している時に、また甘いものを食べたらいけないというわけですね。

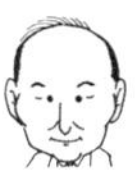
そのとおりです。せっかく唾液が一生懸命にエナメル質にできかかった穴（肉眼では見えない脱灰された部分）を埋め戻してくれているのに、穴を大きくする酸を作り出す細菌にエネルギー源（糖分）を与えてはいけないのです。

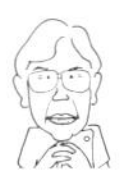
最近、よくコマーシャルなどでも宣伝されていますが、フッ化物にはエナメル質を脱灰されにくくする働きと再石灰化を助ける働きがあります。

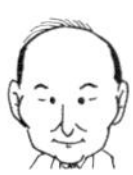
ここで、フッ化物について、サヤカさんや読者の皆さんにぜひ知っておいてもらいたいことがあります。それはフッ化物を摂取さえすれば、歯はもう大丈夫だと考えないことです。ヤスダ先生も言いましたが、食べ物の中の多糖類と口の中の細菌はプラークという塊を作り、エナメル質の表面を取り囲ん

にあるピンク色をした粘膜上皮で、歯と歯を支えている歯槽骨をおおっている。

■ミュータンス・レンサ球菌
むし歯の原因となる細菌。食べ物の中に含まれる炭水化物（とくに糖分）を利用して、酸を発生させ、エナメル質と象牙質を脱灰してむし歯を作る。

■脱灰
細菌が糖分を利用して産生させる酸によって、口の中の酸性度がpH5.5～5.7以下になると、エナメル質表面直下からカルシウムやリン酸イオンなどが溶け出す状態をいう。通常、これは唾液の力で修復されるが、脱灰する量が修復する量を上回ると、むし歯が進行する。つまり、脱灰はむし歯の初期状態のことである。

■再石灰化（再結晶化）
脱灰された歯の表面を、唾液がカルシウムイオンやリン

でしまいます。こうなると、どんなに効き目のある薬剤を使っても、すべてプラークによって跳ね返されてしまいます。フッ化物もエナメル質の表面に細菌の住居と食料庫であるプラークがあると、その効果を発揮できません。だからこそプラーク・コントロールが大切なのです。

■食後にはブラッシング

現在、プラーク・コントロールの代表的な方法は、プラークを機械的に取り除くこと。つまり、日常行っている「歯磨き」を用いる方法です。歯磨きと言っても、歯をピカピカにすることではありません。プラークを取り除くための歯磨きは細菌の住み家を壊し、兵糧攻めにし、生存できなくすることだと考えてください（図4）。「ブラッシング」と言う言葉のほうが適切でしょう。

うーん！「歯磨き」よりも「ブラッシング」のニュアンス、すてきですね。歯をピカピカにすることではなく、プラークを取り除くことが大切なんだ。私も「歯磨き」から「ブラッシング」に変えて、回数も増やします。

ブラッシングの回数も重要ですけど、もっと大切なのは、三度の食事の後ばかりではなく、間食などをしたら、すぐにブラッシングですね。

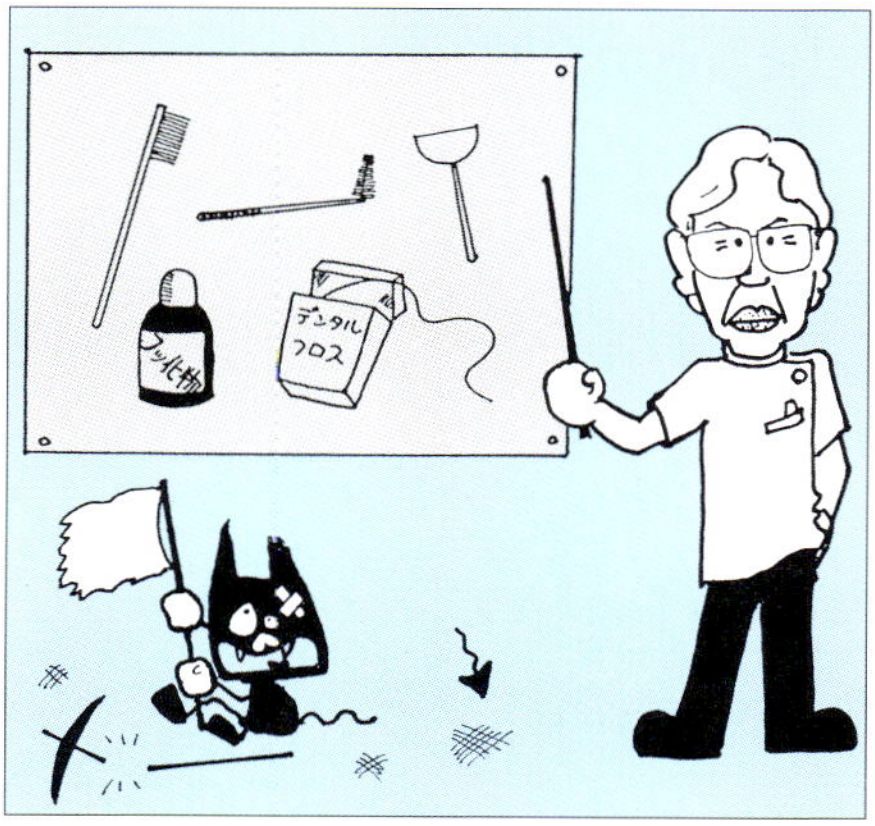

図4　細菌の住み家を壊し、兵糧攻めに。

酸イオンを供給して修復すること。唾液の量や緩衝能力によって異なるが、一般に脱灰に要する時間の約10～20倍もの時間がかかる。

■フッ化物

フッ化物（フッ化ナトリウム、フッ化第一スズなど）を歯磨剤や洗口剤に入れて使用すると歯の表面の再石灰化が促進される。

同時にエナメル質にフッ素イオンが取り込まれ、フルオロアパタイトという硬くて耐酸性の結晶構造を作り、酸に対する抵抗力が向上する。

これは食後、食器をきれいに洗うことと同じです。歯は食べるための道具です。おいしいものを食べたい人は食べる道具も大切にしましょう。できたばかりのプラークは軟らかいので、ブラッシングをすればすぐに取れます。

それから、歯と歯の間はとくにむし歯になりやすい部分です。この部分のプラークはブラシの先が入らず取りにくいので、歯間ブラシやデンタルフロスなどの歯間清掃器具で確実に取り除きましょう（第3章参照）。時間をかけて丁寧にプラークを取り除くことが大切です。歯磨き剤（歯磨剤）の泡立ちで口の中がさっぱりして、1～2分程度で終わっている人が多いと思います。

先ほども言いましたが、エナメル質がプラークで取り囲まれていると、フッ化物はプラークに跳ね返され、エナメル質まで届きません（図5）。

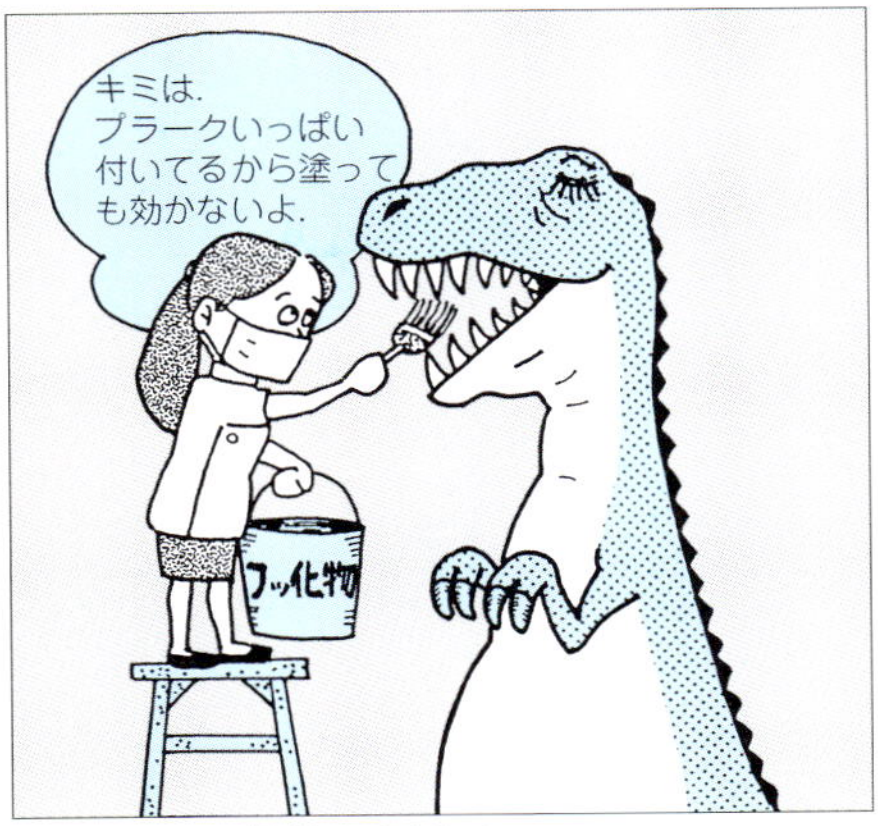
キミは.
プラークいっぱい
付いてるから塗っても効かないよ.
フッ化物

図5　フッ化物が届かない。

これでは、いくらフッ化物をむし歯予防のために塗っても効果は上がりませんし、またプラークによって唾液とエナメル質の接触が阻まれてしまうため、唾液による目に見えない脱灰部分の再石灰化を期待できません。

さらに恐ろしいことには、プラークは細菌が作り出す酸を常にエナメル質に供給しているのです。プラークはむし歯を作る湿布の働きをします（図6）。

■ ブラッシング

歯ブラシを使い歯の表面と歯肉を清掃し、歯肉に適度の刺激を与えて歯と歯の周りの組織を健康に保つこと。正しい方法で行うことが重要（図参照）。

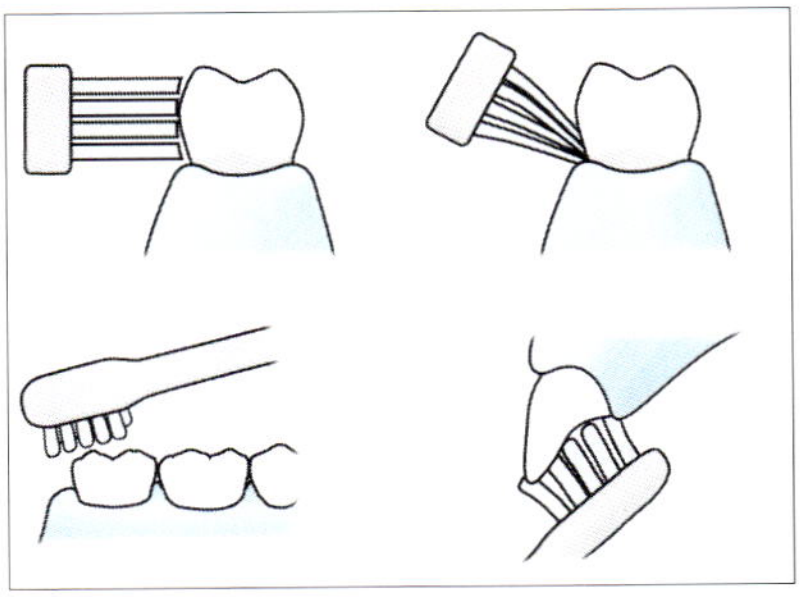

最初は歯磨剤を使わないでゆっくり、テレビでも見ながらブラッシングをしてください。歯間ブラシやデンタルフロスなどの歯間清掃器具も使いましょう。とくに30歳を過ぎたら必ず使うようにしましょう。その後、フッ化物入りの洗口剤を口の中全体に広げるように含みすすいで、吐き出します。

それと定期的に歯科医院で、むし歯や歯周病のチェックとクリーニングをしてもらうことが、口の健康を保つためにはとても大切です。先ほども言いましたが、プロフェッショナルケアと呼ばれるものです。

ヨーシ！　私も歯医者さんに口の中をきれいにすることを手伝ってもらいます。いろいろ教えていただいて、何だか嬉しくなってきました。

■むし歯になってしまったら・・・

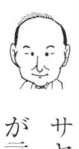

そうしてくださいサヤカさん、でも喜んでばかりもいられません。まだ問題はあるのです。

エーッ！　どうしてですか？　もうむし歯の心配をしなくてもいいんじゃないのですか？

サヤカさんは、さっき私たちが言ったことをすべて守れる

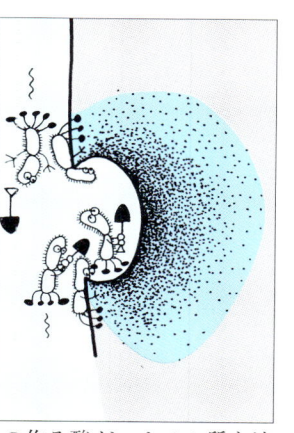

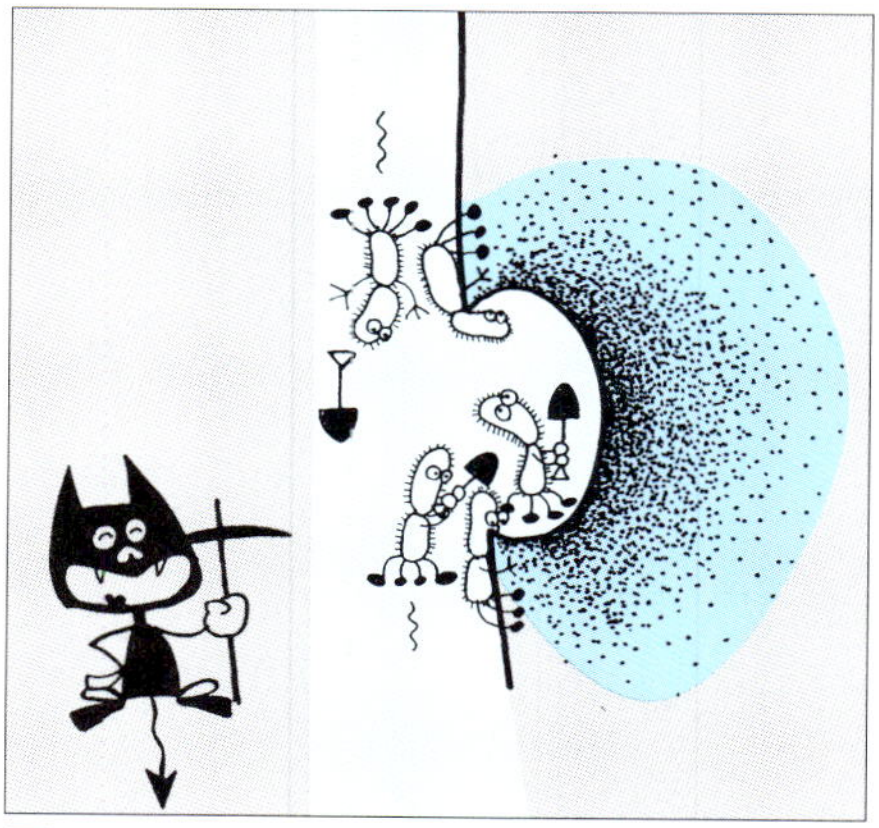

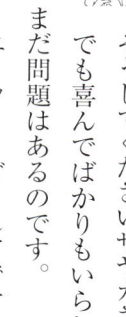

図6　プラークの作る酸がエナメル質を溶かす。

■ プロフェッショナルケア
プラークの除去は日常のブラッシングだけでは不十分である。歯科医師、歯科衛生士により各種器具を使って専門的に取り除いてもらい、同時に口腔内の健康管理の指導を受け、適切な方向へ導いてもらうことをプロフェッショナルケアという。

■ 創傷治癒
傷が治り、元の状態に戻ること。一般には傷口の血液が凝固するところから始まる。エナメル質や露出した象牙質はほかの部分の創傷とは異なり、血管がないため創傷治癒は望めない。つまり、「エナメル質に穴が開いて象牙質に達したむし歯」は治らない。

自信はありますか？　むし歯や歯周病の予防法はこうすればできるとわかっていても、人間は怠惰な動物ですから、なかなかそのとおり実行できないことが多いのです。サヤカさんにも以前、治療を受けた歯があるでしょう。それが問題なのです。

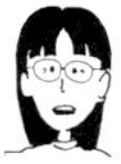
エッ？　歯医者さんに治してもらいましたけど、それが、問題になるのですか？

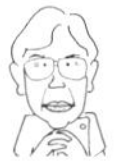
正確には、むし歯が再発する危険があるのです。でも最近の科学技術で、ある程度まではむし歯を治すことができるようになりましたけどね。

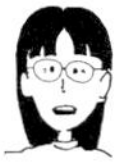
ある程度までと言うと、今まで何度もむし歯の治療を受けてきましたけれど、あれは治っていなかったのですか。

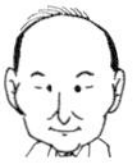
これはとても大切なことですので、私から説明しましょう。残念ながら「エナメル質に穴（う窩《か》）が開いて象牙質に達したむし歯」（下段の用語解説参照）は治りません。これは、ほかの身体の部分で言えば傷を負った（創傷）のと同じです。そして、傷が治る（創傷治癒）には血液が必要です。サヤカさんがケガをすると、傷口から出血しますね。しかし、やがて止血し、傷付いた生体組織は外界から遮断され、血栓の下で組織の再生（治癒）が始まります。これで傷は治るのです。

　それと比べて、エナメル質や象牙質には血管がありません。ですから、削られた歯は外界にさらされ、むし歯の発症を待つだけで、傷口が治ることはないのです。実は、この点に気が付かなかったことが、今までの歯科医学、歯科医療の最

■ う窩

むし歯によって歯のエナメル質や象牙質に生じた穴。

■ エナメル質に穴（う窩）が開いて象牙質に達したむし歯

実際には、「エナメル質に穴が開いて象牙質に達するむし歯」が最も多いため、本書では以下、これを「むし歯」と表記します。

■ 修復物

むし歯によって穴が開いてしまった歯の部分、あるいは歯が抜けてしまったところの、機能や見た目を回復させるために入れられるもの。歯の欠けた部分を修復するコンポジットレジン、インレー、クラウンから総義歯まである。

大の問題であったと私は考えています。

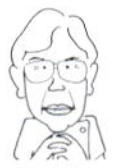

本書の冒頭に掲載した「歯のスゴロク」で示しましたが、今までの治療法はサヤカさんも経験しているとおり、同じ歯を何回も繰り返して治療していたのです。最初は小さなむし歯だったのに、次に治療する時にはもう少し大きくなり、さらにむし歯が進行すれば神経（歯髄）を取らなくてはならない。そうなると歯の周りを削って、修復物（クラウン）でおおいますが、歯髄を取った歯（失活歯）は脆く割れやすいのです。割れてしまえば残念ながら歯を抜きます。

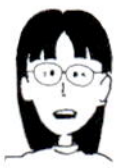

神経を取れば痛くなくなるので、私はわざわざ歯医者さんにお願いして取ってもらいたいくらいですけど・・・。

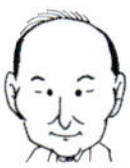

サヤカさん！　頭が痛いからといって脳を取ってしまうお医者さんがどこにいますか。

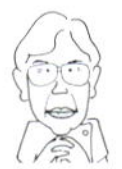

そして歯を抜いてしまえば、次は抜いた歯の両隣の歯を削ってブリッジを入れます。でもブリッジ自体がどんなに精巧にできていても、自分の歯に比べれば、むし歯や歯周病になりやすいのです。これが壊れてしまったら、部分入れ歯（パーシャルデンチャー）で、最後には総入れ歯（総義歯）になってしまいます。何だかむなしいスゴロクの上がりですね（図7）。

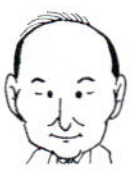

もう一度言いますが、「むし歯」は治りません。それを「治る、治せる」と信じて治療を行ってきたことが、そもそもの間違いであったのです。

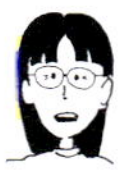

エーッ！　「むし歯は治りません」なんて、いきなり言われても・・・。一体どうすればよいのですか？

■ クラウン

むし歯が広く、深く進行している場合、あるいは歯髄を取ってしまった場合など歯を大きく削ってしまった部分にかぶせる修復物。ちょうど王冠をかぶせたような形からクラウンと呼ぶ（図参照）。

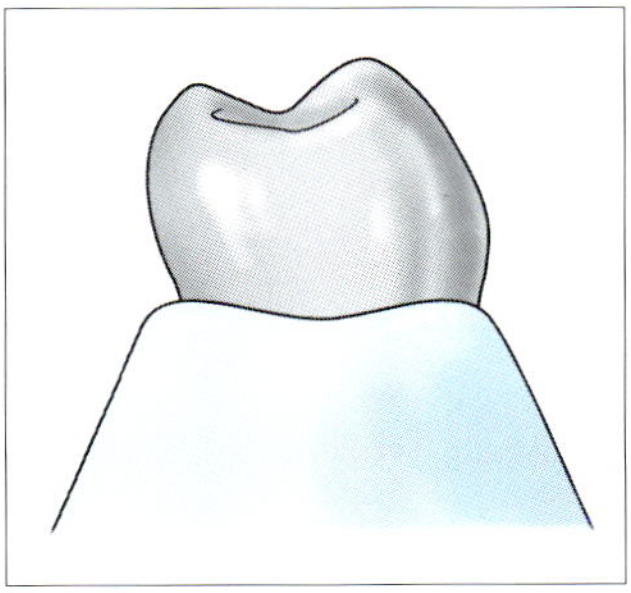

だからこそ、むし歯にならないための積極的な努力が必要なのです。

プラーク・コントロールは、むし歯にならず、総義歯にもならない最も大切で確実な対策です。むし歯は「削って、詰めれば、治る」と歯科医師も社会も、皆信じてきました。ヤスダ先生もそう教育され、また学生にそう教えてきたのではないのですか？

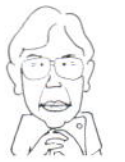

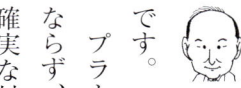

大学での教育はいかに歯をうまく削るか、いかにきれいな型を採るか、そして、いかにして歯に合った修復物を作るかに終始していました。

もちろんそうすれば、むし歯を治せると教え込まれていたからです。だから材料の学問とか、削った部分にぴったり合う修復物を作るための学問が教育の中心であり、新しい材料、器具の開発も活発でした。

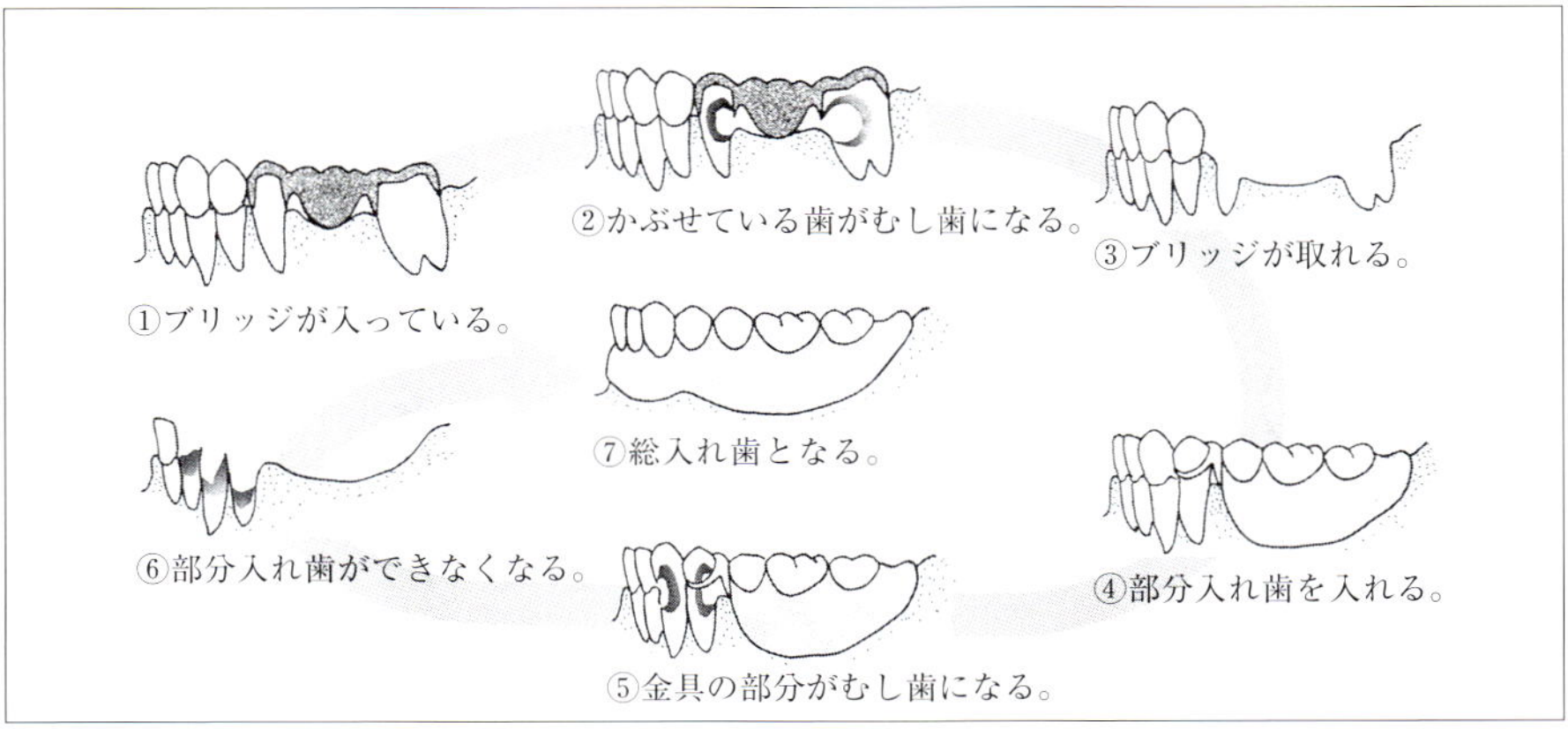

①ブリッジが入っている。
②かぶせている歯がむし歯になる。
③ブリッジが取れる。
④部分入れ歯を入れる。
⑤金具の部分がむし歯になる。
⑥部分入れ歯ができなくなる。
⑦総入れ歯となる。

図7　続・歯のスゴロク。

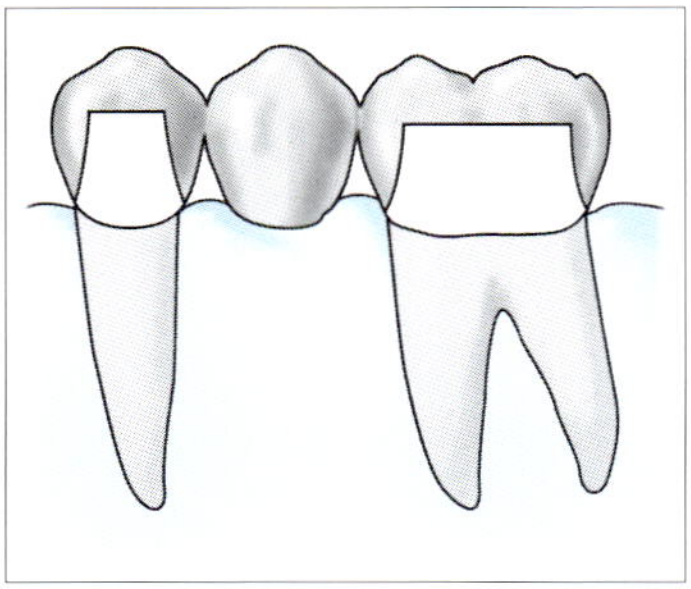

■ 失活歯

歯髄を取ってしまった歯。神経がないため再びむし歯が進行しても、削られても痛みを感じない。しかし、水分がなくなっており、また血管による栄養補給ができなくなるために、外からの力に対し、非常に脆くなっている。

■ ブリッジ

むし歯や歯周病で失った歯の両隣の歯を削り、真ん中に人工の歯を置く修復物。両隣の歯とは歯科用セメントで固定する（図参照）。

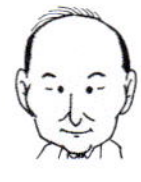

それらよかれと思って導入された新しい技術、材料が期待どおり治療成績の向上に結び付かなかった。新しい技術や材料を使用しても、短期間のうちに再治療が必要となり、最終的には歯を失う結果となってしまった。それも修復物に問題が起きるというより、必ずと言ってよいほど組織側、つまり土台としている歯（支台歯）のほうに問題が起こりました。

それでもよい材料を使えば「むし歯は治せる、材料が悪いから治せないのだ」と信じられてきました。残念ながら、削っても歯からは血液が出ないため、歯は生きているといった認識が低かったのであろうと想像します。歯科の教育をする側、治療をされる側の先生方には申し訳ないのですが、科学的考察に欠けていたのではありませんか？

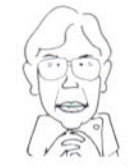

１９７０年代の初め、国民の多くがむし歯に悩まされていました。この事態を深刻に受け取めた当時の厚生省と文部省は、歯科医師をもっと多く育成して、国民のむし歯を救ってあげなくてはならないと考えたのです。

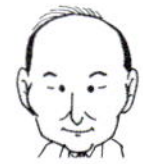

ところが、歯科医師は増えたのにむし歯（一度処置した歯＝処置歯も含む）はいっこうに減らない。この事実はむし歯に対する考えを改める必要性を訴えていると理解するべきです。つまり「歯科医師はむし歯を治していない、治せない」と、理解するのが正しい判断だと思うのです。

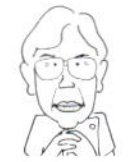

「むし歯」は、一度なってしまうと治らない、またどんな名医の歯科医師でも治せないと考えると、国民も自分の歯をもっと大切にするようになるでしょうし、さらに歯科医師もむやみに治らない歯を削ることはできなくなる

■パーシャルデンチャー

一般に「部分入れ歯」と呼ばれている補綴物。顎の部分にプラスチック製の土台（義歯床と呼び、失われた歯肉の部分の代わり）を作り、その上に人工の歯を並べ、残っている歯にバネをかけて固定する。ブリッジと違い取り外しが可能で、複数の歯が失われた場合に使われる（図参照）。

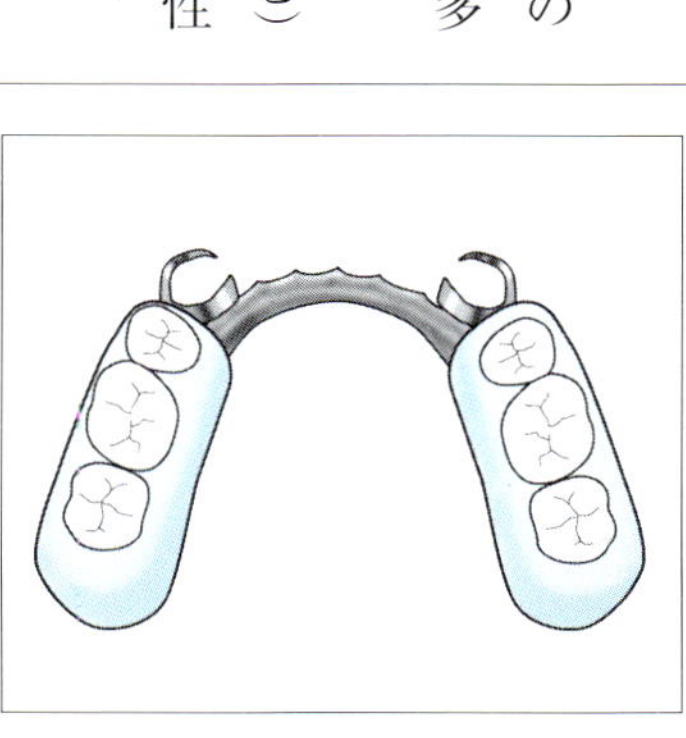

■総義歯

「総入れ歯」のこと。歯をすべて失った場合に使われる補綴物（図参照）。

でしょう。

■現状を打破するにはどうすればよいか？

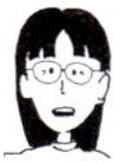

でも、今はよい治療法があるのでしょ。

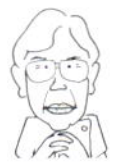

ようやく納得できるレベルにまで達してきました。治癒することのない「むし歯」を、何とか治癒に近い状態にすることが可能となりました。それはナカバヤシ先生の大発見のおかげなのです。

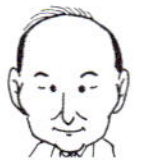

たとえば、ほかの身体の部分では血液が凝固し、その傷口はやがて皮膚や粘膜によっておおわれて治癒します。しかし、むし歯の部分を削って露出した象牙質には血管がありません。だから削られた象牙質表面は治らないのです。そこで、人工的に刺激を遮断する皮膚に似た、歯の場合にはエナメル質に似た役割を持つ物質を露出した象牙質表層に作ります。そこで重要な役割を果たすのが接着性レジンです。

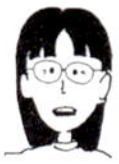

接着性レジン？

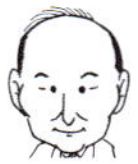

はい。歯科では入れ歯の材料や歯と同じ色の修復物を詰める時に使うプラスチックのことを総称して「レジン」と言います。合成樹脂ですでに60数年の歴史がありますが、このレジンの中で、歯や修復物によくくっ付く（接着

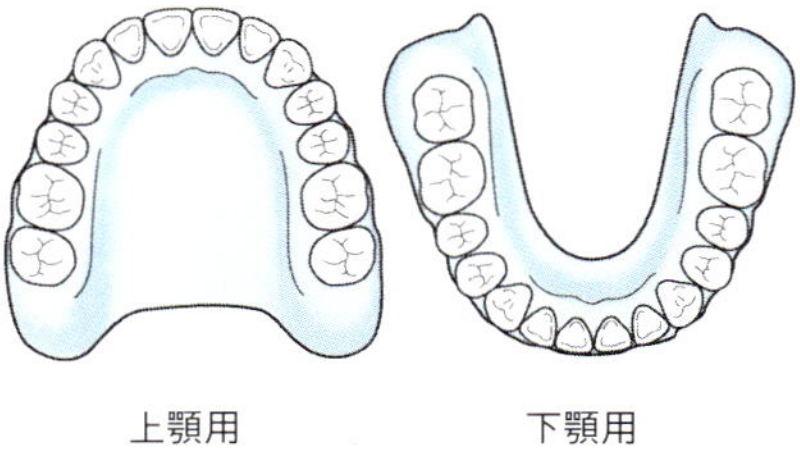

■支台歯
修復物、とくにクラウン、ブリッジ、義歯を支えるために使用される歯。

■処置歯
クラウンをかぶせるなど何らかの処置が行われた歯。

■接着性レジン
義歯の材料や修復物を歯に付ける時に使用される高分子化合物をレジンというが、その中でも歯や金属などと強くくっ付くものをとくに接着性

する)ものを、とくに「接着性レジン」と呼んでいます。

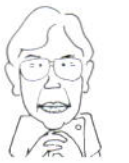

ナカバヤシ先生のおかげで象牙質によく拡散(しみ込む)する材料、一般にいわれる接着剤とは、少し違う接着性レジンが次々と開発されました。その接着性レジンが拡散し固めた(重合)層がとても大切なのです。「樹脂《じゅし》含浸《がんしん》象《ぞう》牙質《げしつ》(Hybridized Dentin)」、あるいは「樹脂含浸層《じゅしがんしんそう》(Hybrid Layer)」と呼ばれるものです。

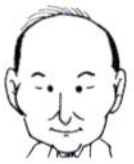

これは私が1982年に象牙質にレジンを接着しようとした研究の中から発見したものです。象牙質表面を脱灰して、そこに接着性レジンを拡散させて、固めると、象牙質の構成成分とレジンとが分子レベルで混ざり合った構造物ができあがります。

1982年頃には樹脂含浸象牙質はレジンを象牙質に接着するために必要であると考えていました。しかし、研究を重ねていくうちに樹脂含浸象牙質は、「象牙質がむし歯にならないように改質された構造物」と考えられるようになりました。

多くの歯科医師は修復物の脱落を防ぐために「接着」が必要であると考えてきましたが、実は「歯を守る」ためにこそ「接着」が必要なのです。

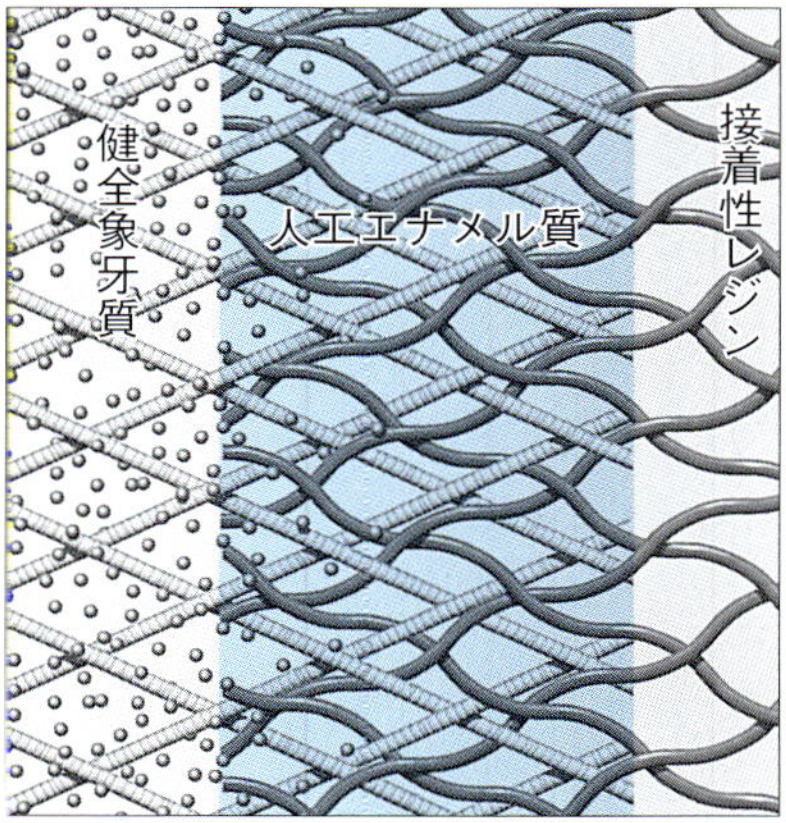

図8　人工エナメル質。

レジンという。

■ レジン
修復物の材料として、使用される合成高分子材料の総称。用途によって、「義歯床用レジン」「充填用コンポジットレジン」「歯冠用硬質レジン」などに分類される。

■ 樹脂含浸象牙質(樹脂含浸層)
脱灰された象牙質の表面に接着性レジン(低分子量のモノマー)を拡散、重合させて生成された層。この層は酸に強く、またエナメル質のように外からの酸や刺激による侵襲から象牙質を守ってくれるため人工エナメル質とも呼ばれる。

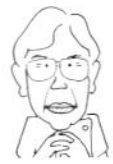

なるほど、樹脂含浸象牙質が象牙質や歯髄を守るエナメル質の機能を代替できるのですね。生命を維持できる人工心臓、人工腎臓と同じように、歯の命を長く維持できる人工臓器、まさに「人工エナメル質」ですね。本来露出した象牙質は刺激や酸を遮断するエナメル質のような物質が必要なのですが、ナカバヤシ先生の研究はこれを発見したのです（図8）。

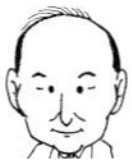

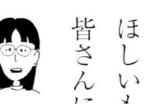

樹脂含浸象牙質はこれまでの歯科治療になかった新素材であり、これこそ、歯科医師の先生方が患者さんの口の中で作ることのできる新しい材料なのです。これを活用することにより象牙質の治療が初めて可能になり、また、ほかの身体の部分と同じように「治癒」に導くことも可能になりました。その効果は著しく、これまでの歯科治療に根本的変革を提供できるものと信じています。

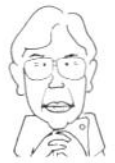

私は樹脂含浸象牙質、つまり人工エナメル質のおかげで歯を長持ちさせることができて、患者さんからも信頼されるようになりました。そして何より、私にとって治療を確実に、しかも以前と比べて手際よく自信を持って行えるようになり、人生が大変明るくなりました。

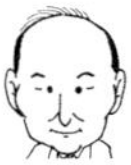

人工エナメル質を正しく使い、エナメル質を安易に削らない接着歯学を活かした治療法が多くの歯科医師の先生方から理解を得られ、普及してほしいものです。しかし、人工エナメル質の普及が進まないならば、一般市民の皆さんに情報を伝え、人々が歯科医師を選択できるようにすることも一案です。

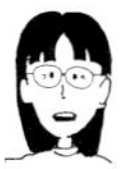

なるほど、「人工エナメル質」ってすごいんだ。私も人工エナメル質を作ってくれる先生の歯科医院を探します。

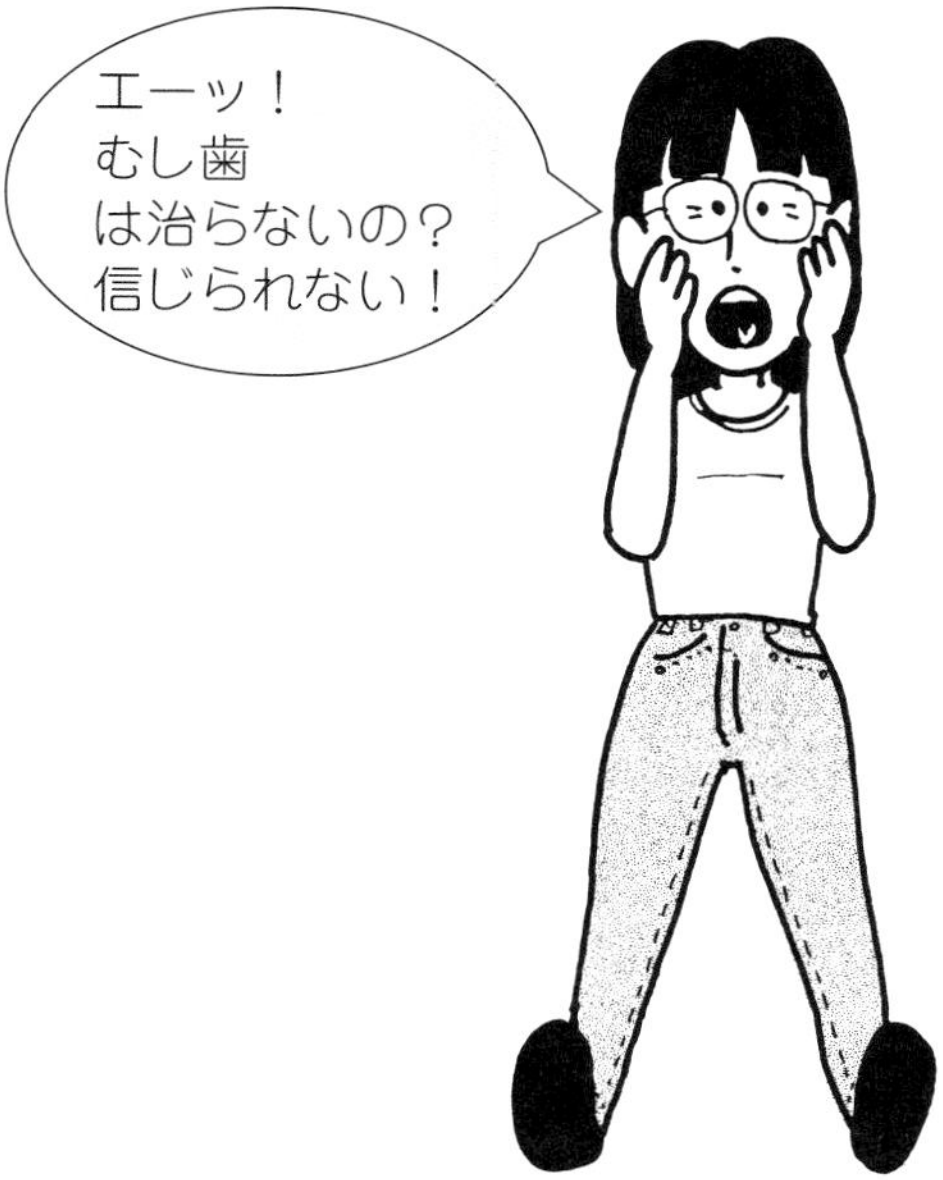
エーッ！
むし歯
は治らないの？
信じられない！

第1章
奥歯の黒い溝は「むし歯」か？

■黒い溝の正体・・・単なる汚れか、それともむし歯か？

奥歯（臼歯《きゅうし》）がかみ合わさるところ（咬合面《こうごうめん》）にある溝が、黒く汚れて見えたことはありませんか（図9）？　学校や職場での歯科検診や、歯科医院で歯を診てもらうと、この黒く汚れた溝は「むし歯」と疑われ、その結果、治療を受けることになります。この黒い汚れを取るために、まず歯の表面を削ります。今まで、むし歯治療は「歯を削ること」と言うイメージが強かったかと思います。そして、削ってできた穴に金属（アマルガム）やレジンなどを詰める処置を行ってきました。むし歯とは考えないまでも、むし歯が発症しやすい場所として、同じように削って詰めてきました。

ところが、この黒い溝はむし歯ではなく、単なる汚れにすぎない場合も多々あります。したがって、むし歯かむし歯でないかを細心の注意を払って診査して、むし歯でもない歯を無意味に削ることを避ける努力が続けられてきました。最近では「接着歯学」という新しい学問のおかげで奥歯の黒い溝に対する処置はまったく削らないですみ、むし歯予防は格段に進歩しました。

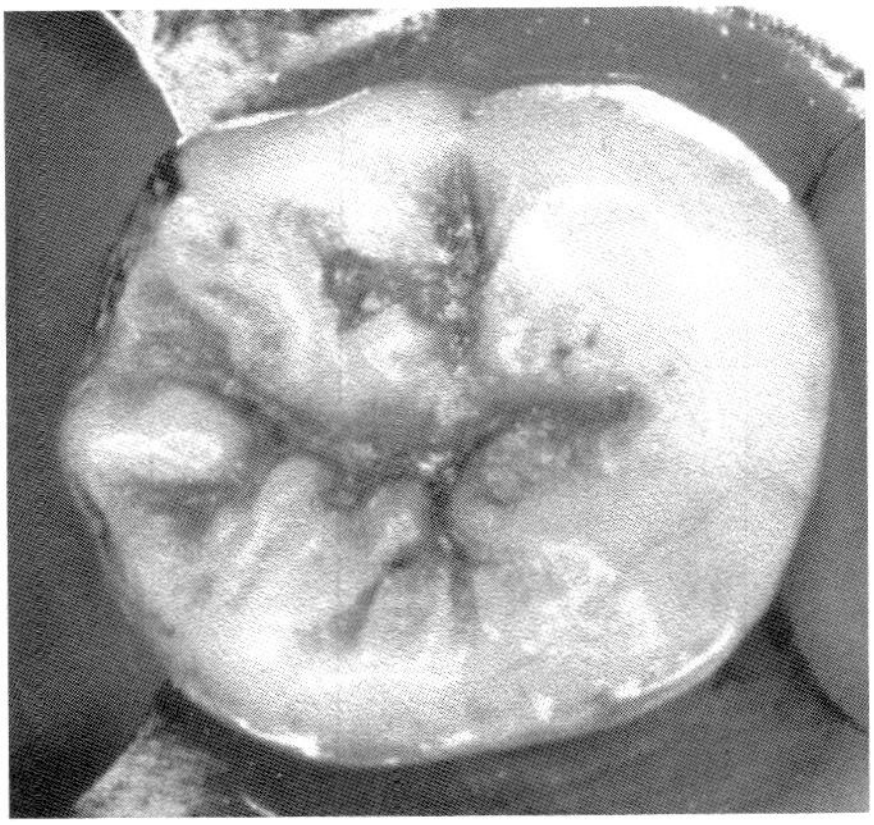

図9　奥歯の黒い溝。

〈用語解説〉

■臼歯

奥のほうにある臼の形をした歯。手前にある小さい歯を小臼歯、奥にある大きい歯を大臼歯という。小臼歯は上下左右に8本、大臼歯は最後方にある親知らずも含めると12本ある。いずれも食べ物を噛み砕く時に使われる。

■咬合面

臼歯のかみ合わさる部分。いくつかの突起、溝、小さい穴で構成されるが、溝の部分と穴の部分にプラークがたまりやすく、そのためむし歯になりやすい。

■黒い溝の判定をめぐって、「検査器具」に大きな変化

さらに、歯科医院や学校、職場などで行われる検査・検診が妥当なものであるかが、再検討されています。黒い溝がむし歯であるか、ないかの検査は昔から行われてきましたが、検査の時に使う器具に対して検討がなされたのです。

その結果、以前から使われてきた針のように先の細い器具（探針）では、鋭く尖った先で歯の黒い溝をつつくこと、さらに集団検診を行う学校や職場は照明が暗く、時間も十分に確保できないことなど、探針を慎重に扱える環境ではないことが原因となって、大切なエナメル質を壊してしまい、むし歯を発症させてしまう危険性が明らかになりました。

そこで最近では、ただ肉眼で歯を観察（視診）したり、ＷＨＯ（世界保健機関）が指定した先端の丸くなっている器具を使用することが多くなってきました。このような改善の結果、集団検診を受けたら、「逆にむし歯が発症してしまった」と言う矛盾はなくなりつつあります。

■「削る治療」から「観察・管理」へ

黒い溝は、深いところも浅いところもありますが、これは人間の成長とともに変化します。一般に歯が生えたばかりの頃はエナメル質の耐酸性が低く、溝も深く食べ物のカスがたまりやすいので、むし歯が発症しやすい状態です。しかし成

■　アマルガム

水銀を含む合金の総称。銀、スズなどと一緒に練って、主に臼歯部のむし歯によって生じた穴をふさぐ（充塡）ために広く用いられてきた。近年では水銀の環境汚染問題からその使用頻度は日本では低くなっている。

■　接着歯学

「接着」を積極的に応用して行う歯科治療およびそれを研究する学問。接着歯学の進歩により、①削る歯の量が少なくなった。②二次う蝕が激減し、一度詰めた修復物が取れることが少なくなった。③歯髄を取ってしまう治療の率が低くなった。などの多くの利点が報告されている。さらに進んで歯を守る学問としての重要性が高まっている。

人になると、耐酸性が高まり溝は浅くなって、むし歯は発症しにくくなります。しかし、深く黒い溝に対して、以前は、この溝を削って拡大し、金属やレジンを使ってその溝を埋め、食べ物のカスがたまらないようにして、むし歯を予防しようという発想から生まれた充填処置を行っていました。

ところが、このような処置は、詰めた金属やレジン自体が欠けたり、歯との間に隙間ができて、そこから酸や細菌が侵入し、これが原因で、かえってむし歯を発症させる危険性がありました。

そこで、後戻りができない処置をするよりは、ブラッシングの習慣化や甘いお菓子の制限といった生活環境を改善して、むし歯が発症しないように、あるいはそれ以上、むし歯を進行させないという考え方が出てきました。たとえば「観察中のむし歯(カリエス・オブザベーション)」と言う考え方などです。「観察中」と言っても、歯に対して何もしないことではありません。むし歯の原因と発症しそうな状態を患者自身が正しく理解し、歯の健康を自己管理するとともに歯科医院で定期健診を受けてもらうことです。

そのまま放置しておくと、むし歯が発症してしまうかもしれない危険がある黒い溝も、定期健診を受けプラーク・コン

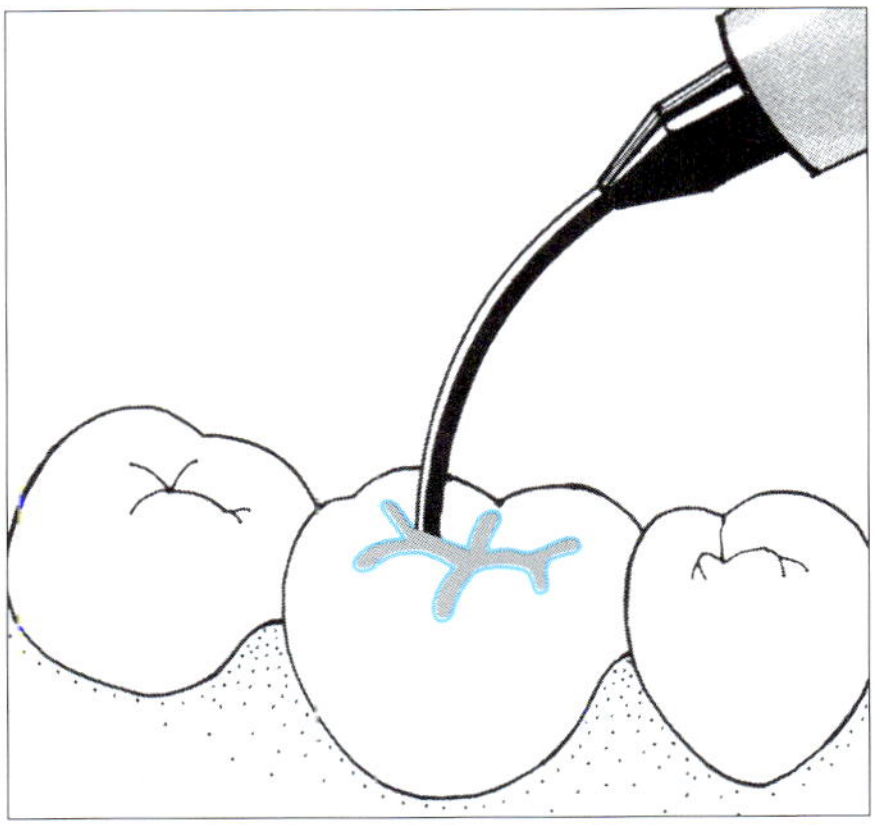

図10　シーラントで溝を埋める。

■ 探針

先の細い金属製のむし歯の検査器具。むし歯の有無を探ることをはじめとして、目で見えない部分、あるいは手の届かない部分に存在する異常を見つけるために使用する。

■ カリエス・オブザベーション

要観察歯。歯の表面に生じた、あるいはう窩を形成していないようなむし歯は、その後のプラーク・コントロールによって治癒する可能性があることから、いきなり削らずに一定期間管理して観察することを優先した歯。CO(シーオー)と略すことも多い。

■ シーラント処置

臼歯部咬合面にある溝や小さな穴はむし歯ができやすいことから、むし歯になる前に接着性レジンでその部分をふさぎ、むし歯予防を行うこと。フィッシャーシーラントとも

トロールを行い、また日常生活ではだらだらと間食を摂らない（微生物の酸産生量を低減する）など、むし歯に対する生活管理がきちんと行われていれば、むし歯を発症しないということがわかってきたのです。

■そして終着点は「シーラント」

観察、自己管理、定期健診が主な処置となっている奥歯の黒い溝ですが、それをさらに一歩進めた処置があります。それは「シーラント処置」と言うものです。これは接着歯学の技術を生かして、成長期の子どもの歯を守るための予防処置です。手順は、溝の中をよく清掃した後、接着性レジンを流し込んで固めてしまうだけです。この接着性レジンは溝を埋めるという意味から「シーラント」と呼ばれるようになりました（図10）。

「シーラント」は食べ物が溝にたまることを防ぐとともに、その後の酸による脱灰も防いでくれます。それはシーラントがエナメル質に拡散し耐酸性の高い「樹脂含浸エナメル質（人工エナメル質）」に変化してくれるからです（図10のブルーのライン）。

ただ、シーラントさえ埋めてしまえば、もう何もしなくても大丈夫などと思ってはいけません。プラーク・コントロールをはじめとした歯の健康に対する自己管理の視点と努力が、この処置を効果的に生かすための前提条件となることを強調しておきます。

いう。

■　樹脂含浸エナメル質（人エナメル質）

拡散性の高い接着性レジンをしみ込ませたエナメル質。脱灰されたエナメル質の表層に拡散性の高いモノマーを混ぜたレジンを拡散させ、硬化させると、エナメル質表層は耐酸性がさらに向上し、むし歯を防止できる。

シーラントを使う処置

かしこい患者になるために①

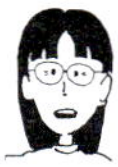

なるほど。私は奥歯の黒い溝は全部むし歯だと思っていましたが、そうではないこともあるのですね。

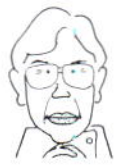

黒い溝はただ汚れているだけという場合も多いのです。もっとも、この部分がむし歯になりやすいことは確かです。

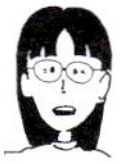

とすると、この部分を一生懸命ブラッシングすれば、むし歯になりにくいわけですね。

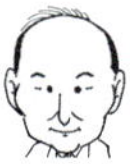

いやいや、ブラッシングだけではダメです。現在、むし歯予防をするには、むし歯になりやすい部分に積極的にシーラントを詰めるという処置が効果的と考えられています。

このシーラント処置は、シーラントという材料を歯の溝の中にシリンジで流し込み（接着させ）、むし歯の進行を完全にシャットアウトしようというものですが、実はこの時、材料と歯とが接着する部分には、今までに考えられなかった新しい層がで

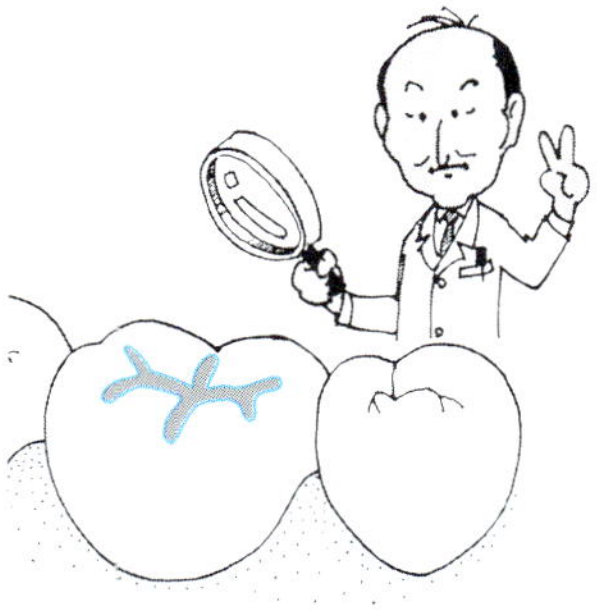

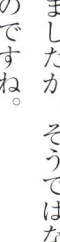

■ 耐酸性
酸によって溶かされにくい性質。

■ シリンジ
もともとは注射器のことであるが、クラウンなどの修復物の型を採るための材料やシーラント（図10参照）を患部に流し込む注入器のこと。

これで完璧あなたの歯

きることが明らかになってきました。それが「樹脂含浸エナメル質（人工エナメル質）」と呼ばれる「耐酸性」の高い「歯質」のことなのです。

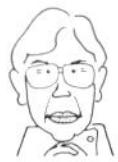

つまり、シーラントを詰めると歯の溝を中心として表面がむし歯になりにくいエナメル質に強化されるということですね。

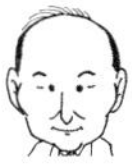

表面ばかりとはかぎりません。この溝は象牙質にまで達している場合もあります。これは傷口が包帯も巻かれずに露出していることと同じですから、傷口をシールしてあげる意味でも絶対にシーラントをするべきです。

プロローグでも説明しましたが、「むし歯」は治らない病気なのですから、むし歯にならないことが一番大切なのです。そのために、新しい技術を使って、「人工エナメル質」でシールすることが必要です。

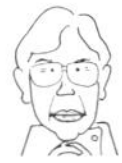

シーラントによる人工エナメル質が作られると「これで完璧あなたの歯」となります。

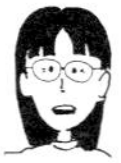

人工エナメル質を作れるシーラントって、すごいんだ！　これは、どこの歯医者さんでもやってくれますか？

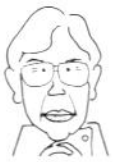

小児歯科を標榜している先生ならシーラント処置を行っている可能性が高いでしょう。

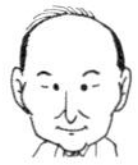

それと人工エナメル質を十分に使いこなしている先生ですね。

■歯質
エナメル質、象牙質、セメント質など歯冠、歯根を構成している物質。

接着を使わない治療法①

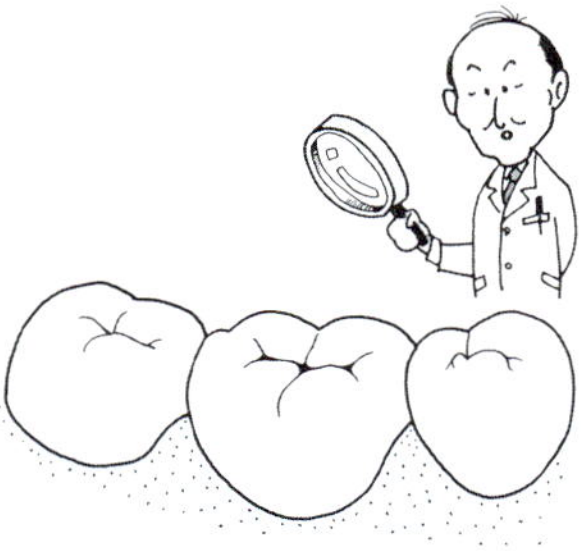

①「かみ合わせ部分の溝が黒くなっていますね。むし歯になるといけないから何か詰めておきましょう」

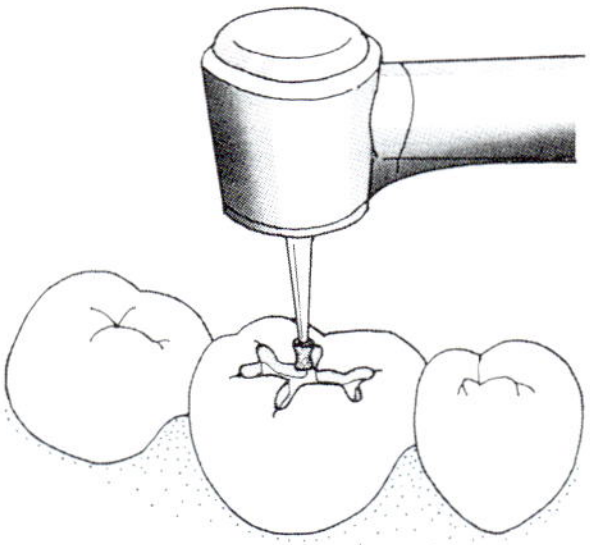

②「黒いところは全部削って、後でむし歯にならないように少し広げてと・・・」

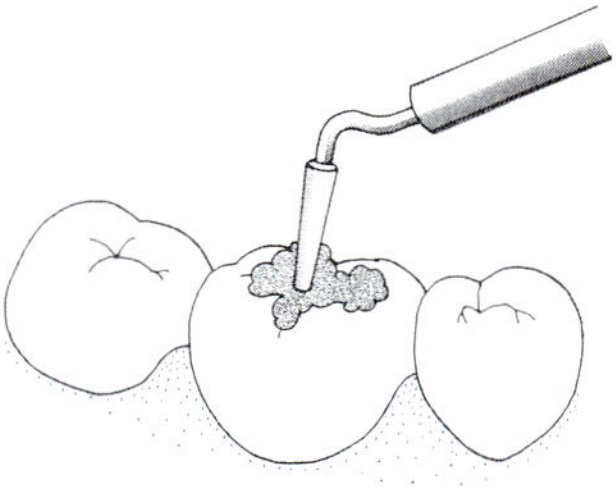

③ここは普通アマルガムを詰めます。

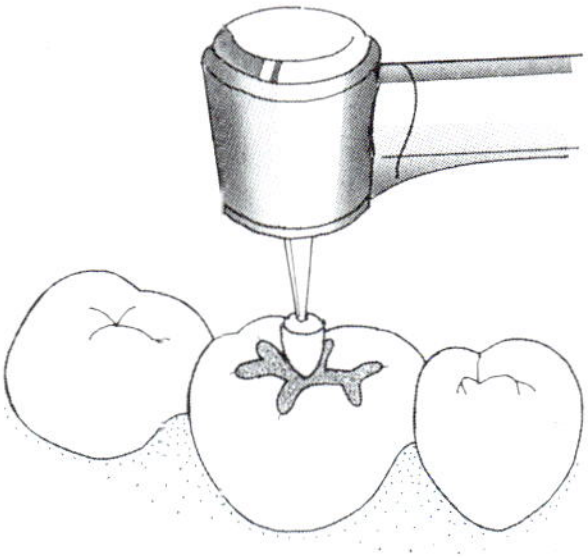

④そして、磨きます。

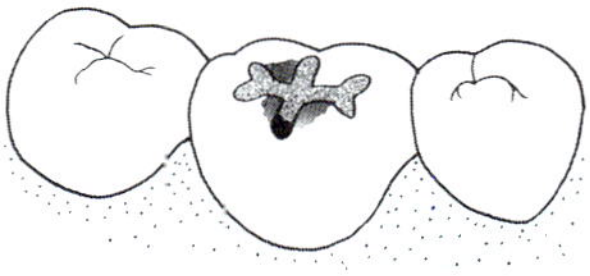

⑤「あれっ！　詰めたところがむし歯になっているぞ」

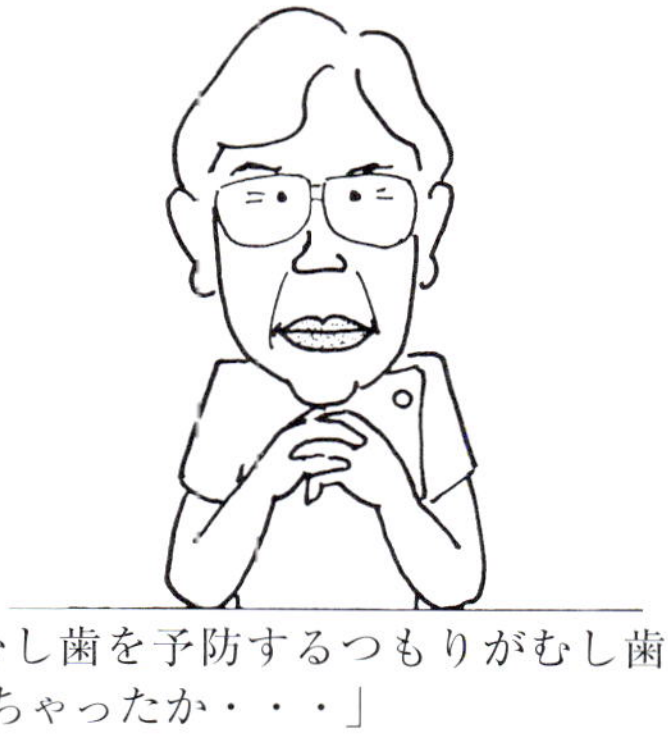

⑥「むし歯を予防するつもりがむし歯になっちゃったか・・・」

接着を活かした治療法①

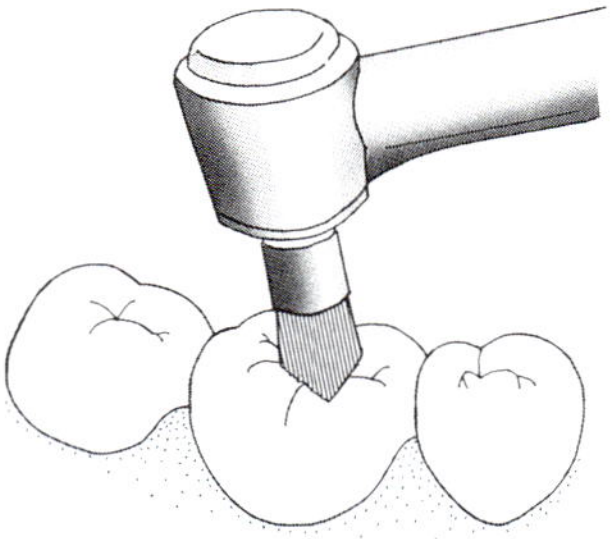

①まずは溝の部分をブラシでよく清掃する。

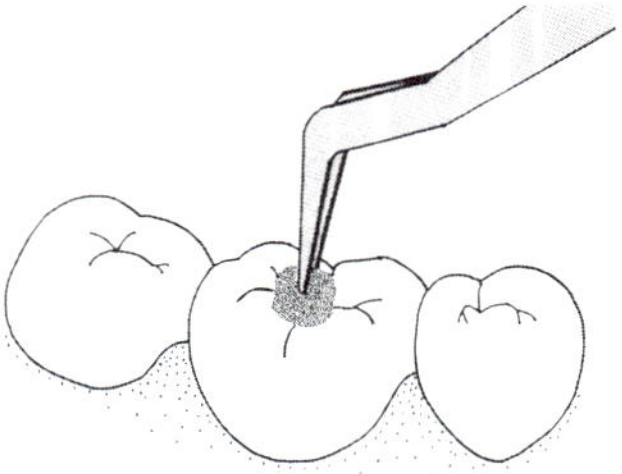

②シーラントがよく効くようにエナメル質を処理し（普通はリン酸水溶液を使う）、水洗乾燥する。

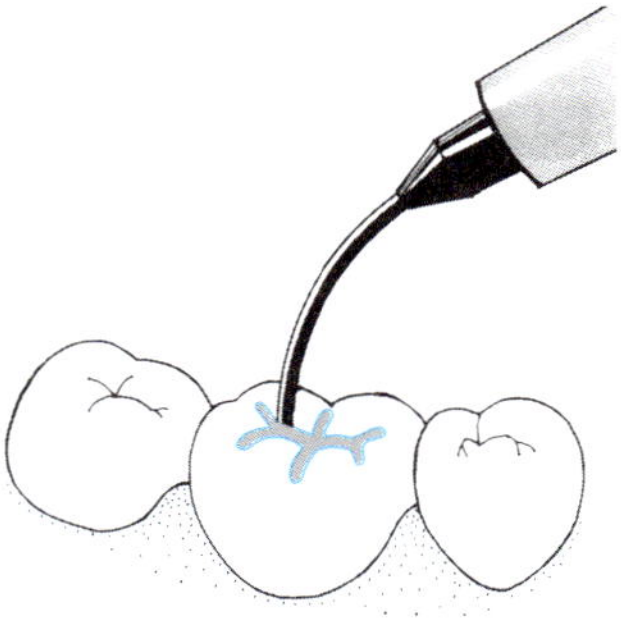

③ シーラント材をシリンジで流し込む。

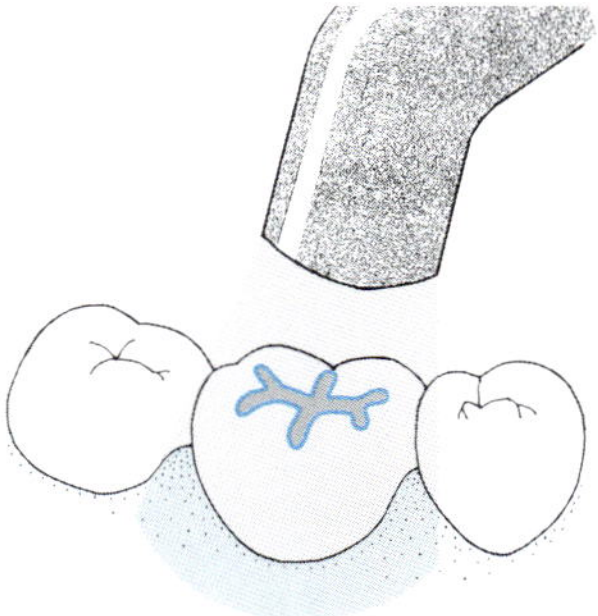

④可視光線照射器で、光を当ててシーラントを硬化させる。

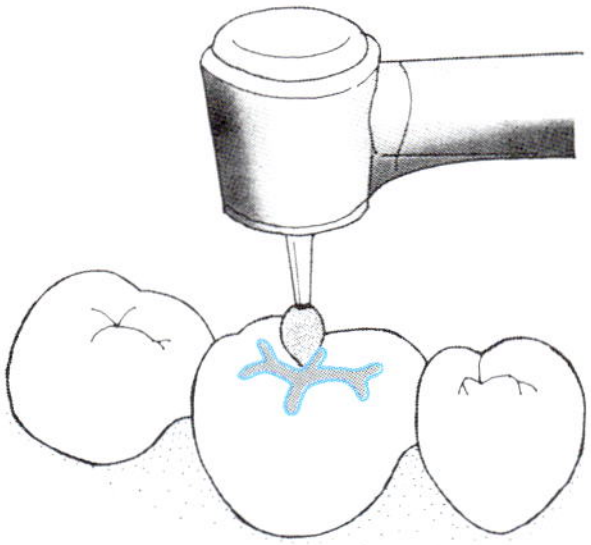

⑤はみ出した部分を取り除いて、よく磨く。

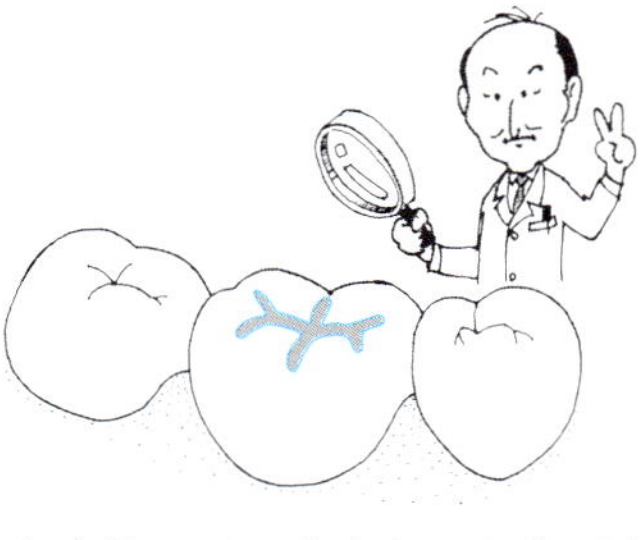

⑥「うまく付いていますね。これであなたの歯は完璧です！　後はプラーク・コントロールをしっかりやってください」

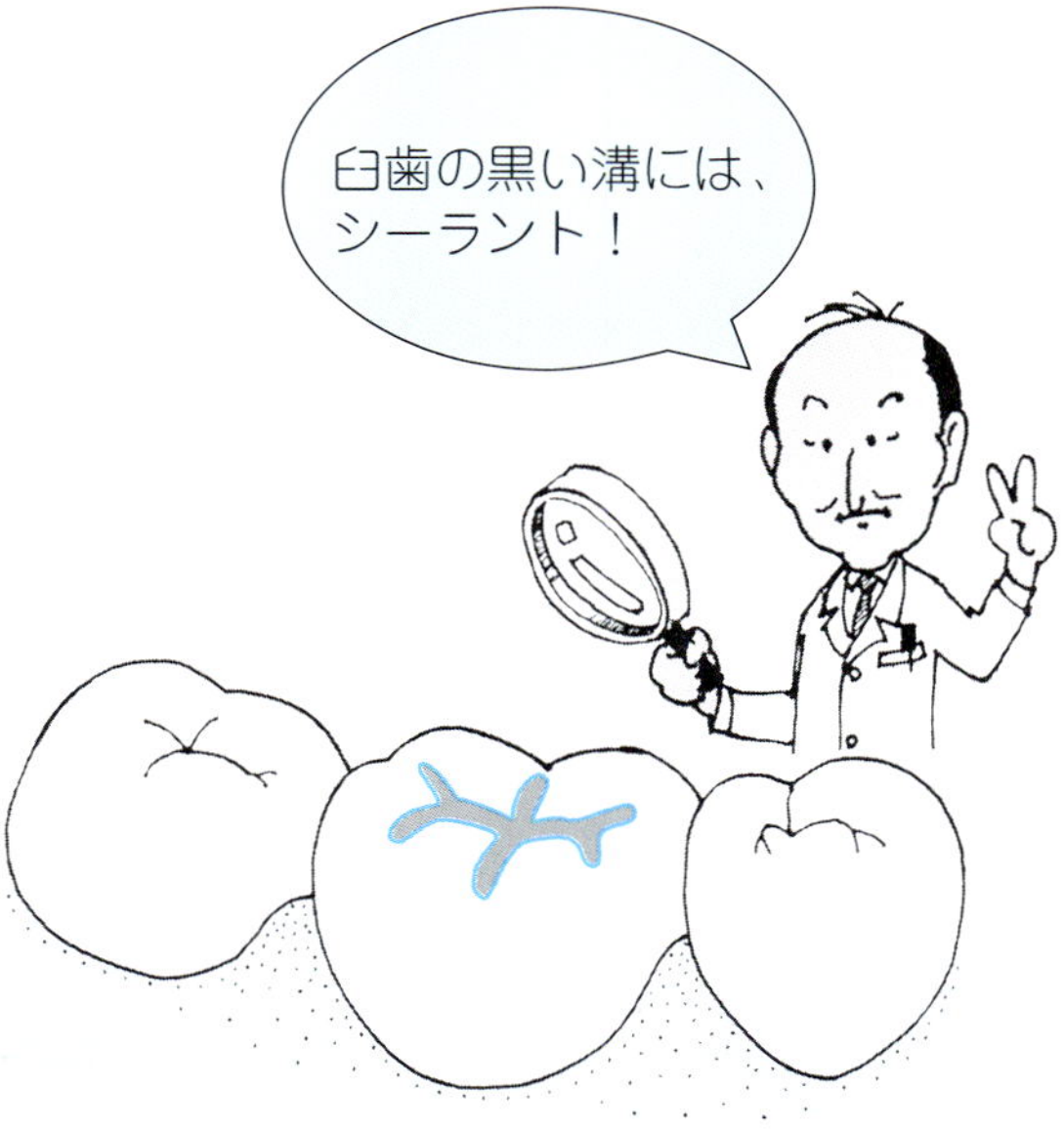
臼歯の黒い溝には、
シーラント！

第2章

歯がしみて、痛い！

■象牙質知覚過敏症

歯と歯肉の間、歯の生え際がしみたことはありませんか？　たとえば、アイスクリームを食べた時や、冷たいビールや熱いコーヒーを飲んだ時に、歯から頭の芯まで突き抜けるような痛みに襲われた経験はありませんか？　このように歯がしみることから痛みが発生する症状は「象《ぞう》牙《げ》質《しつ》知《ち》覚《かく》過《か》敏《びん》症《しょう》」と呼ばれ、最近とくに増えてきている歯の病気です。

ではなぜ「象牙質知覚過敏症」を訴える患者が増えてきたのでしょう？　それは歯周病の治療法が発達し、以前なら歯周病のために抜かなければならなかった歯を抜かずに、近年、より多くの歯を残せるようになったからです。

ところが残った歯は、歯周病の影響により、今まで歯肉によって隠されていた歯の根の部分（歯根）が露出しています。そして、歯根の外側にあるセメント質が過度のブラッシングや細菌が産生する酸による脱灰によってはがされ、象牙質の中の細かい管（象《ぞう》牙《げ》細《さい》管《かん》）が露出し、そこ

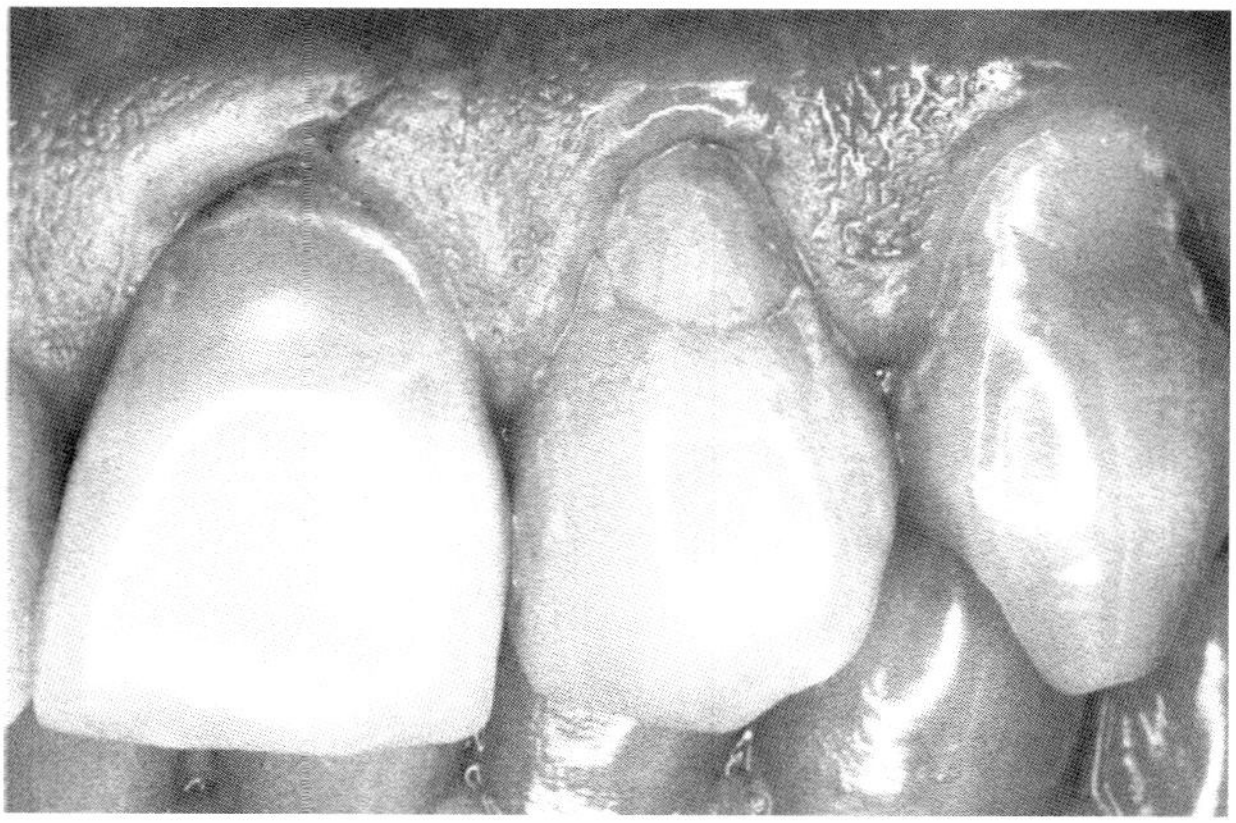

図11　露出した歯根。

〈用語解説〉

■ 象牙質知覚過敏症

露出した歯根部の象牙質に冷たい水や風などが当たると鋭い痛みを発生する病気。象牙細管中の組織液が濃度変化などにより移動して、神経細胞に刺激を与えるために起こるとされている。

■ 歯根

正常な機能において、歯は口の中に現れている部分を歯冠、歯肉の中に隠れている部分を歯根という。歯根も内側から歯髄、象牙質の二層からなり、外側はセメント質で囲まれて、歯根膜で歯槽骨と結び付いている。

に唾液や空気あるいは濃度変化などの刺激を受けると「象牙質知覚過敏症」が発症するのです（図11）。またほかの原因としては、歯ぎしりによる過度の荷重のために歯の外側にあるエナメル質が、ちょうど壁が崩れ落ちるようにはがれて、象牙細管が露出し、刺激を受けると同じ症状を引き起こします。

このように「象牙質知覚過敏症」とはエナメル質やセメント質がさまざまな原因によって奪われると、刺激が露出象牙細管を通って、歯髄に伝わり、激しい痛みを引き起こす病気なのです（図12）。

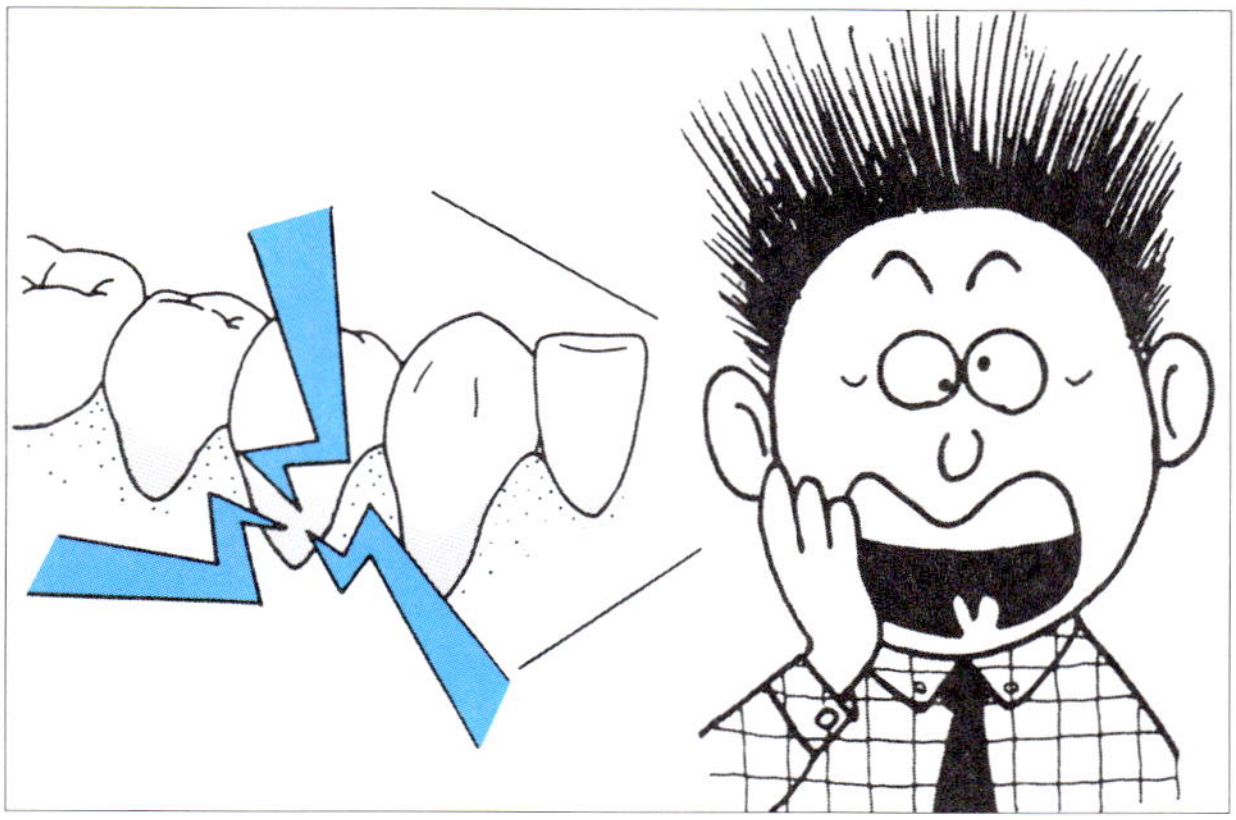

図12　象牙質知覚過敏症は激しい痛みを伴う。

■象牙質知覚過敏症の治療法

「象牙質知覚過敏症」に対しては、さまざまな治療法があります。実際、この病気は「過敏症」と言う言葉が示すように、露出した象牙細管の周りに付いているプラークをきれいに清掃するだけで症状はかなり改善されます。つまり、プラークの中の細菌が酸を作り、その酸が象牙細管を広げ、さらに痛みを増幅させるといった悪循環を防ぐ重要な治療法となるのです。

■　象牙細管

象牙質の中にある細い管。歯髄から放射線状に伸びて象牙質の表面にまでつながっている。

また、痛みを消すには刺激を伝達する象牙細管を封鎖すればよいわけですから、接着歯学が普及する前は、私たちの身体が持つ防御反応が象牙細管の中を石灰化物で封鎖してしまうという原理を利用し、セメント類や塗り薬（バーニシュ類）を使って、象牙細管を封鎖する治療法（図13）、あるいは、シュウ酸カリウムや乳酸アルミニウムなどを入れた歯磨剤で、ブラッシングをすることで象牙細管を封鎖する治療法が多く行われていました。しかし、それでも痛みが消えない時には、乱暴なようですが、残念ながら神経を取る（抜髄）しか有効な治療法はありませんでした。

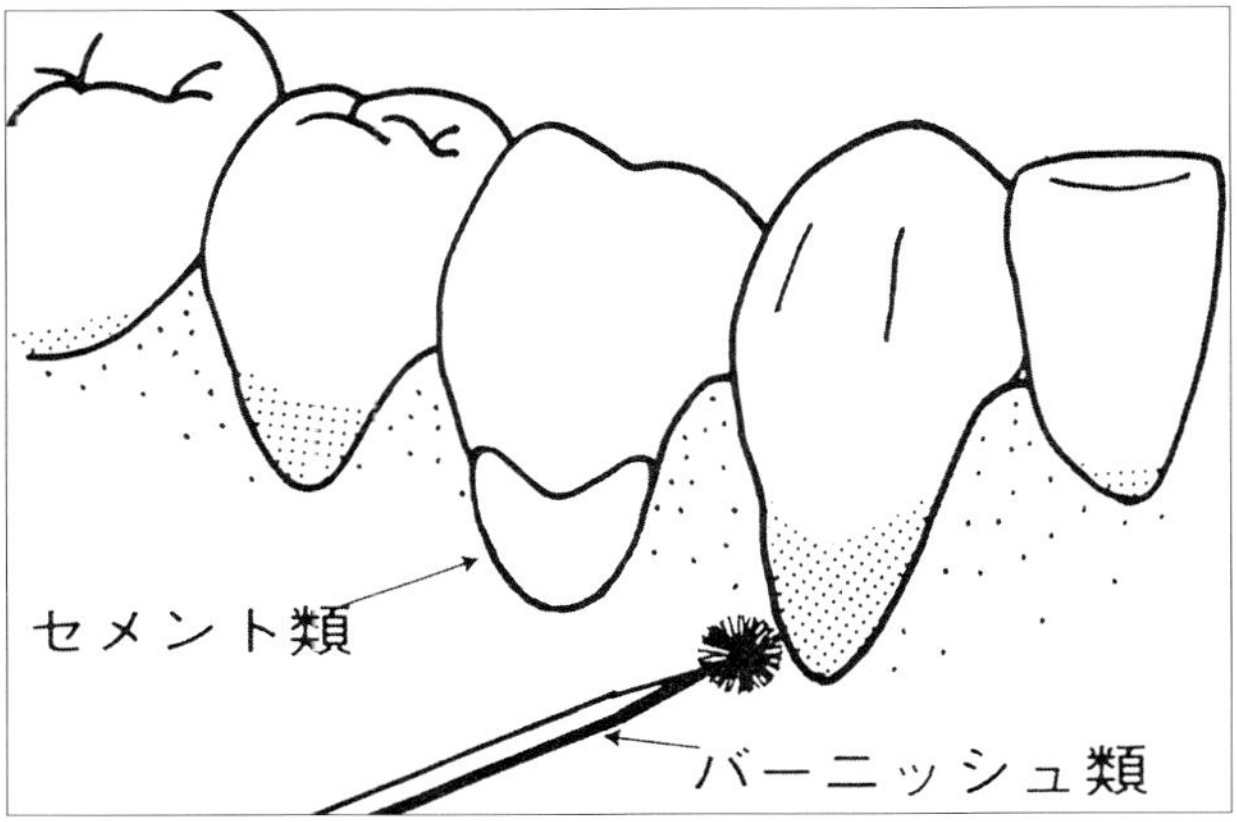

図13　セメントやバーニッシュ類で象牙細管をふさぐ。

■ＭＳコートで刺激を遮断

私たち歯科医師は、抜髄ではなく、さらなる治療法を期待されていましたが、最近では、接着歯学を活かしたとても簡単な方法が開発され、医療現場で応用されつつあります。これは１９９５年に本書の著者の１人であるナカバヤシ先生らによって開発されたＭＳコート（サンメディカル社）という材料を使う治療法で

■ バーニッシュ類
象牙細管をふさぎ、痛みを軽減するために使われる薬剤。ニスのようなものであるが、効果が薄いため、現在はあまり使われていない。

が生み出した画期的治療法なのです（図14）。

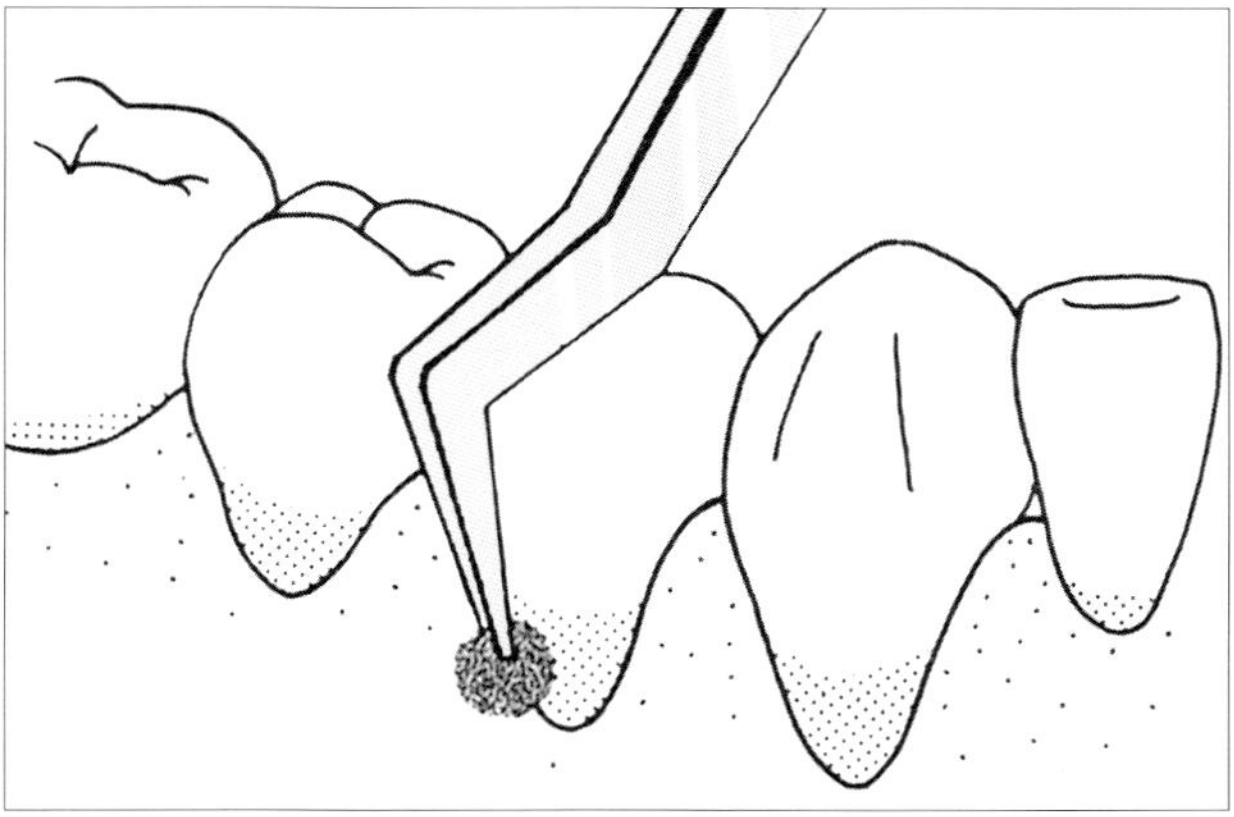

図14　MSコートを象牙細管の開口部に塗る。

す。

この治療法は露出した象牙細管の開口部をよく清掃してから、材料を綿にしみ込ませておき、これを象牙細管に30秒間こすりながら塗り付け、20～30秒後に空気で軽く乾燥させるといった簡単な作業ですが、絶大な効果があります。

この治療法によって象牙細管が固形物で封鎖され、外からの刺激を遮断してくれるのです。

この治療法の最大の利点は歯を削らずに治療できるということです。

ペンキのように塗る材料で「象牙質知覚過敏症」が治る。実はこれも「接着歯学」

■ **抜髄**

歯髄を取ること。むし歯が進行して、感染が歯髄にまで達すると回復が不可能として、歯髄はすべて取り除かれる。歯の痛みは感じなくなるが、歯は失活歯（形はとどめるが、死んだ歯）となり、経時的に脆くなる。

かしこい患者になるために②

知覚過敏症が治った！

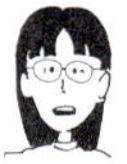
私のお友だちも「チカクカビン」で本当に困っている人がいます。「おいしいものを食べている時に、頭の芯に抜けるような痛みが走るのよ」って言っていました。

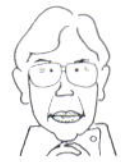
多いのですよね。そういう患者さん。

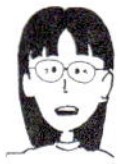
彼女も「この痛みが取れるものなら、神経でも何でも取ってもらいたい」と言っていました。

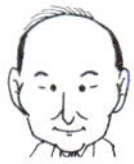
そんなことを言ってはいけません。歯の治療は生きている歯に行ってこそ治療と言えるのであって、抜髄することは歯の命を断つことと同じです。

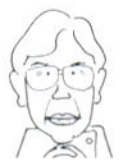
私だって抜髄したほうがどれほど楽かと思う時もありましたが、ここはナカバヤシ先生の教えのとおり、極力削らず、抜髄しない治療法を採用しています。

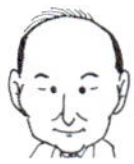
そうしてください。私にはどうも歯医者さん自身でさえ「歯は生きている」と言う感覚に乏しいのではないかと思ってしまう時もあります。

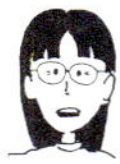
どうやったら、抜髄しないで、この痛みを取ってくださるのですか?

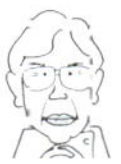
まずはよく清掃してください。これだけでも治ってしまう場合もあります。それでだめで

■ 歯質のカルシウムイオン
歯の無機質成分であるヒドロキシアパタイトはリン酸カルシウムの一種であり、酸に触れるとリン酸イオンとカルシウムイオンが生まれる。

■ 開放象牙細管
エナメル質を失うと象牙質が露出し、歯髄が象牙細管を通して外界にさらされる。この状態の象牙細管を開放象牙細管という。

MSコートのおかげです

したら、今はMSコートという、よい「知覚過敏抑制材」があります。

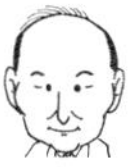

サヤカさん、MSコートは、象牙質と修復物の接着を研究している過程で生まれたものです。露出した象牙細管の入り口部分で、歯質のカルシウムイオンと反応してビンの栓のような塊ができ、歯髄に達する刺激を遮断します。

ちょうどワインのビンの口（開放象牙細管）に栓をするようなものと思ってください。

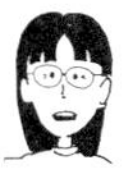

その治療は時間や手間がかかるのですか？

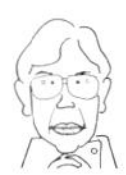

いいえ、これほど簡単な治療法はありません。次のページの【接着を活かした治療法】の中で説明しますが、私はこの治療法で痛みが消えない時は、むし歯や歯髄炎などほかの痛みの原因を考えます。私にとっては、ほかの病気の診断にも使えて、ありがたいですね。とくに無駄な検査をしなくてすみ、また間違って抜髄することもなく、助かっています。

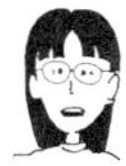

ところで、MSコートの効果はどうなのですか？

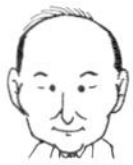

いろいろな大学からMSコートの実績が報告されていますが、とても良好なようで、開発者の私としても、嬉しいかぎりです。MSコートは歯を削らなくても、象牙質知覚過敏症の痛みが取れる世界初の歯科材料となりました。

■ 歯髄炎

主にむし歯からの細菌によって、あるいは化学的、物理的原因によって起こる歯髄の炎症。急性歯髄炎と慢性歯髄炎があるが、最後には歯髄が死んでしまう。

接着を使わない治療法②

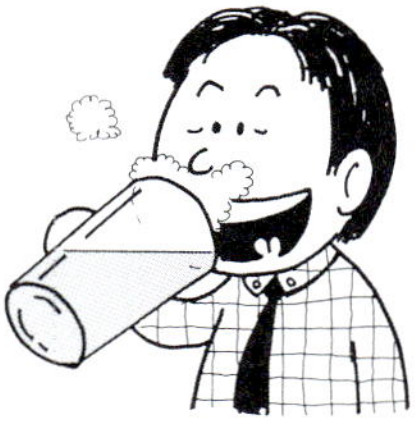

①「さて、ビールでも飲むか」

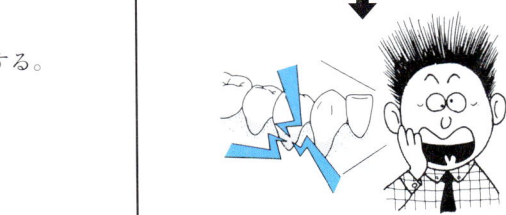

②「ヒッヤァー！　しみる」

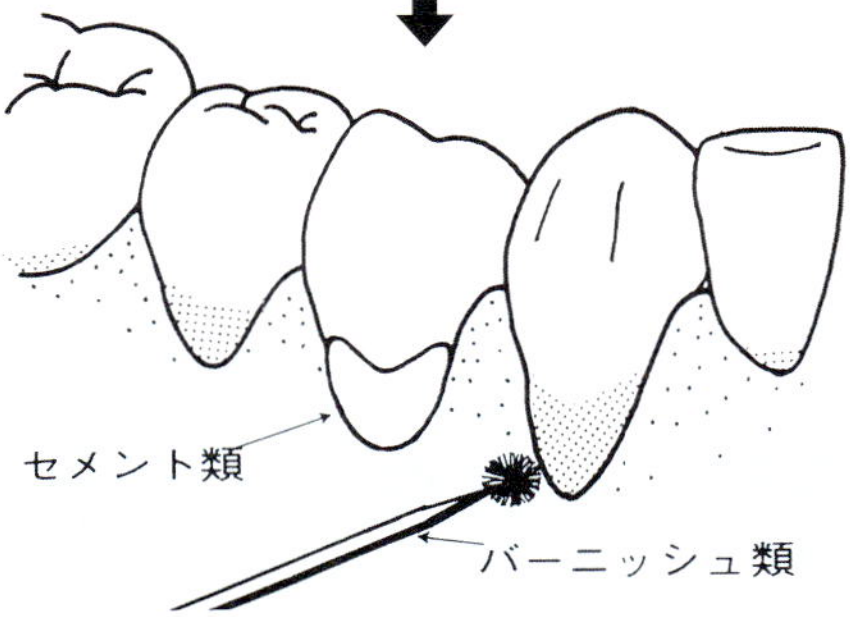

③しみる(象牙細管が開いている)部分をセメント類やバーニッシュ類でふさぐ。

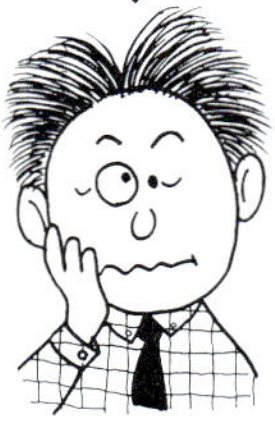

④「なんだかまだしみるなぁ？」

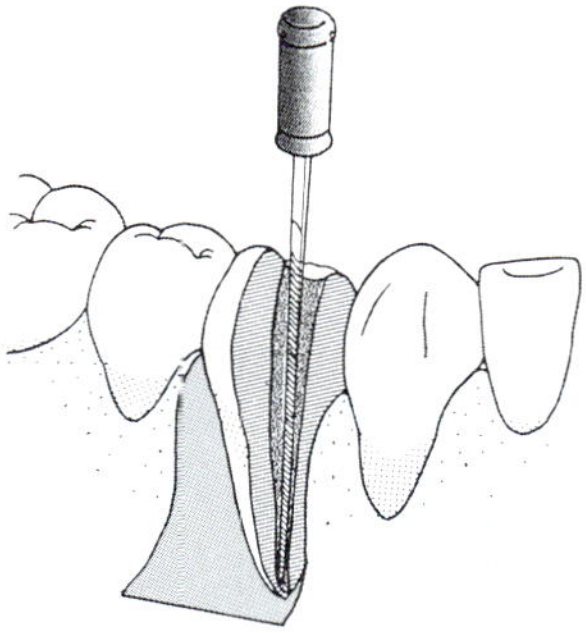

⑤あまりの痛みについに抜髄する。

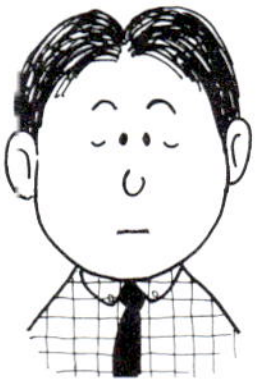

⑥痛みは消失。

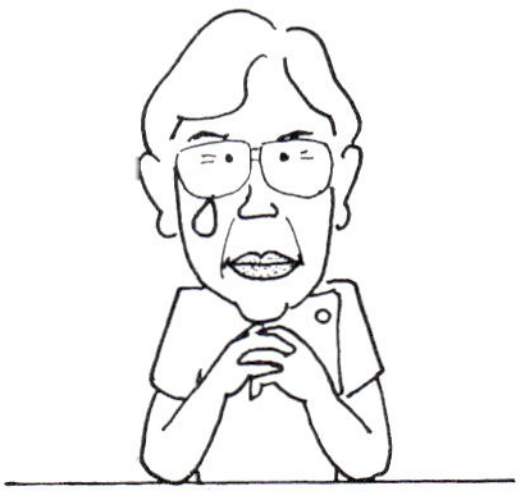

⑦「痛みは取れたけど、歯を死に追いやってしまったよなぁ。トホホ・・・」

接着を活かした治療法②

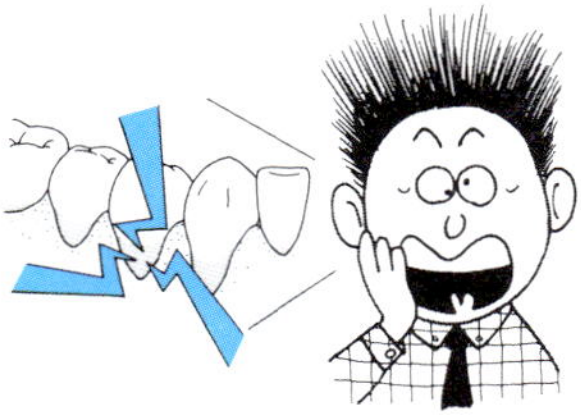

①「ヒッヤァー！　しみる」

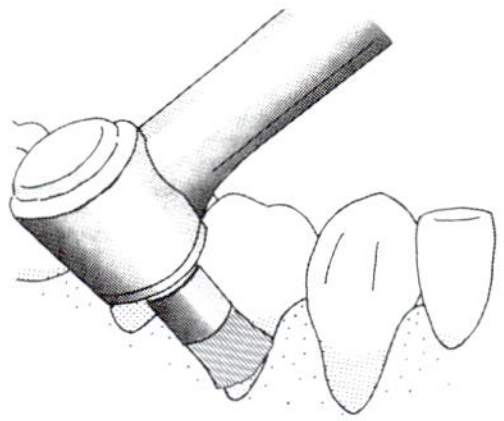

②最初にプラークを清掃、除去する。

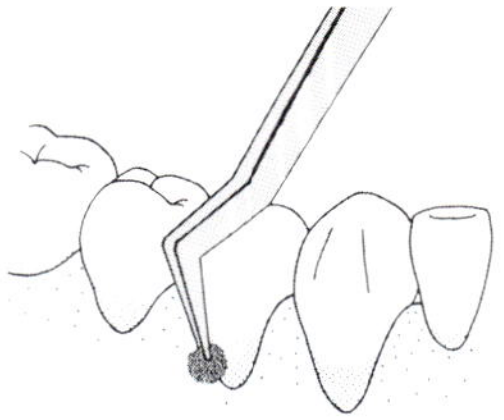

③MS コートを塗布、30秒間 MS 粒子が象牙細管の中に入るようによく擦り込む。

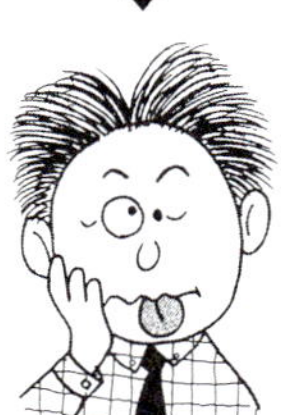

④「ちょっとはよくなったけど、まだしみるなぁ？」

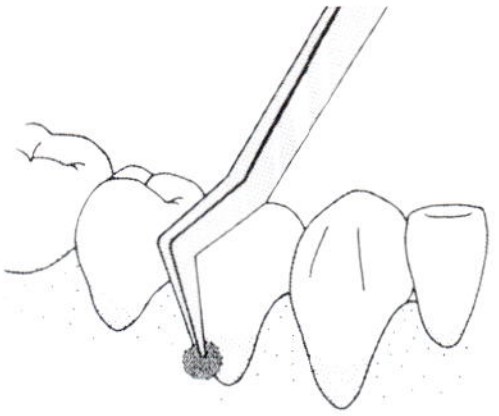

⑤再度、MS コートをこすりながら塗布。

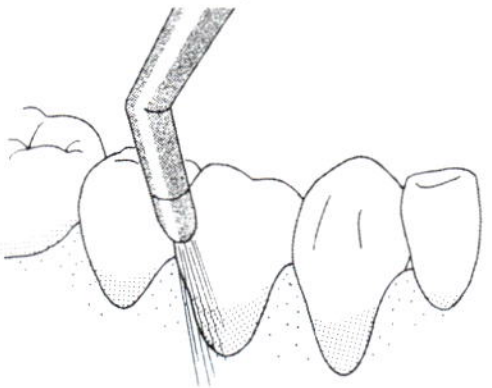

⑥空気をかけてみる。

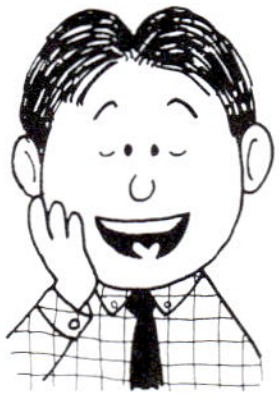

⑦「あれっ、しみなくなった。これでビールがうまいし、アイスクリームも楽しめるぞ！」

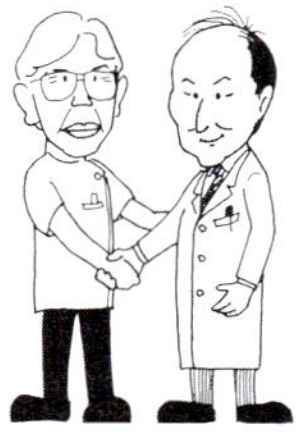

⑧ナカバヤシ「治ったでしょう」、ヤスダ「やりました！　本当に削らなくても治るんですね」

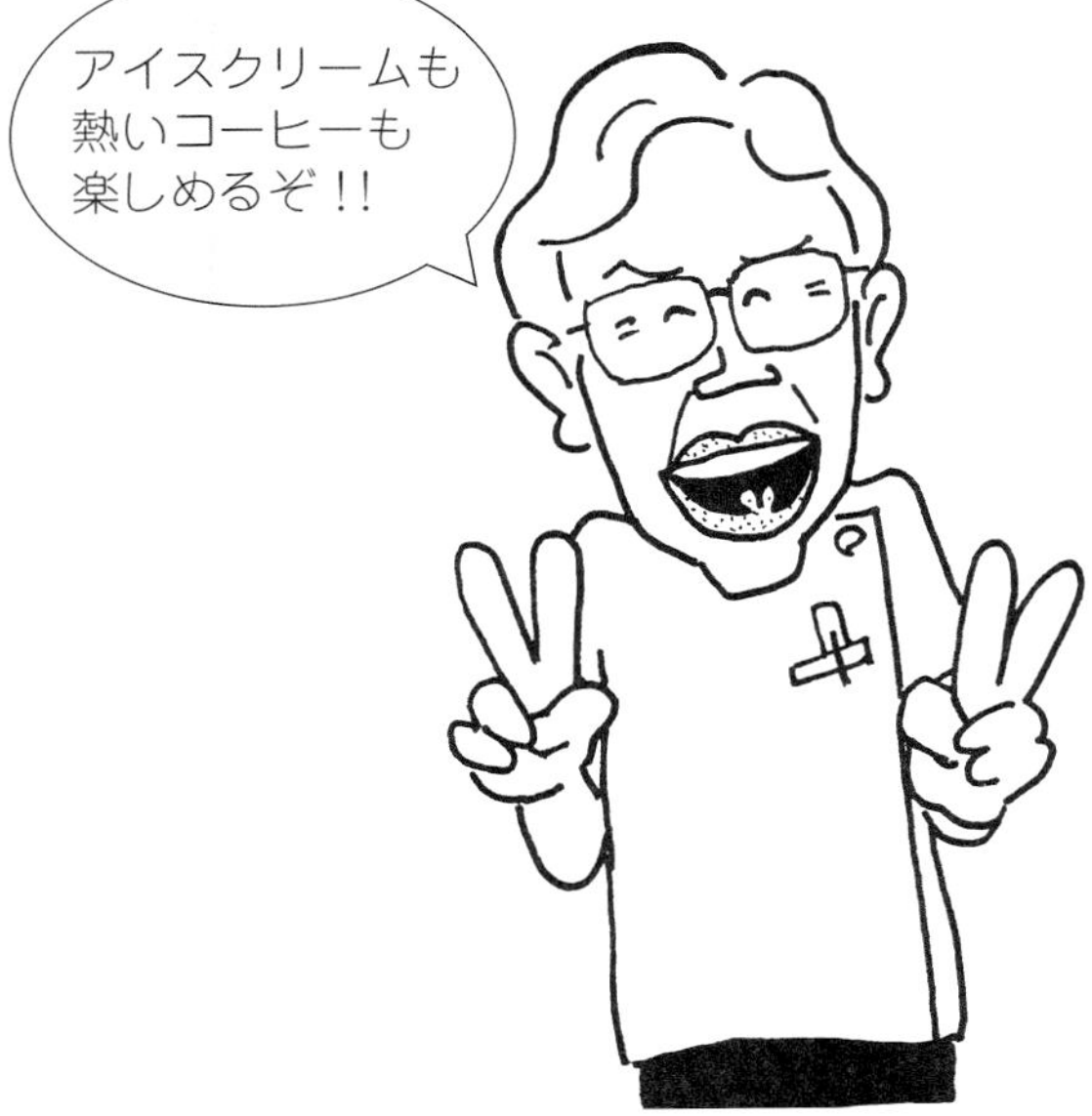
アイスクリームも
熱いコーヒーも
楽しめるぞ！！

第3章
歯と歯が接している部分が黒い

■隣接面のむし歯もプラークが原因

あなたの歯と歯が接している部分（隣接面《りんせつめん》）は黒く着色していませんか？　それが単なる着色ではなく、歯の表面が溶けて、すでに穴が開いているならば、むし歯の治療をしなくてはいけません（図15）。

ところで、隣接面のむし歯治療をする時には、むし歯がエナメル質の中だけである場合には、痛みを感じないため、レントゲンをはじめとした診査でむし歯になっているところを確認します。

この隣接面のむし歯も第1章で説明した奥歯の溝のむし歯と同様に、食べ物のカスを十分に取り除くことができず、そこに細菌が集まってプラークが作られ、そのプラークの下のエナメル質表面が脱灰されることで発症します。ここでもプラークが原因ですね。ですから脱灰の初期の段階でデンタルフロスや歯間ブラシなどの歯間清掃器具とフッ化物を使って、口腔内の管理を十分に行えば、むし歯はそれ以上進行せず、う窩ができるまでに

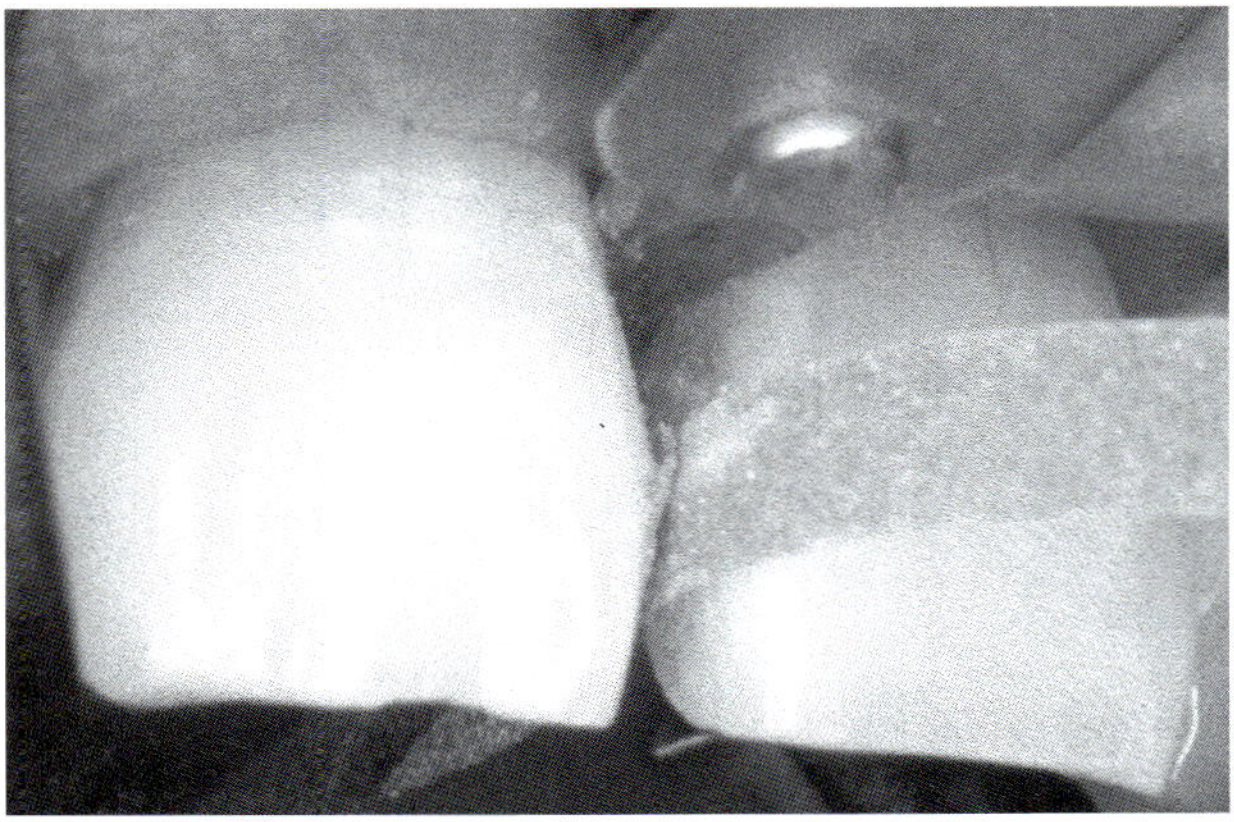

図15　隣接面のむし歯。初期のむし歯は自覚症状がない。

〈用語解説〉

■隣接面
歯には各部分に名称があるが、隣接面とは歯と歯が隣り合って接触する面のこと。なお、咬合面とは上下の臼歯がかみ合わさる面のことをいう。

■歯間ブラシ
隣接面清掃用の小さなブラシの付いた器具（図参照）。

■デンタルフロス
隣接面を清掃するのに使われる糸状の器具（図参照）。

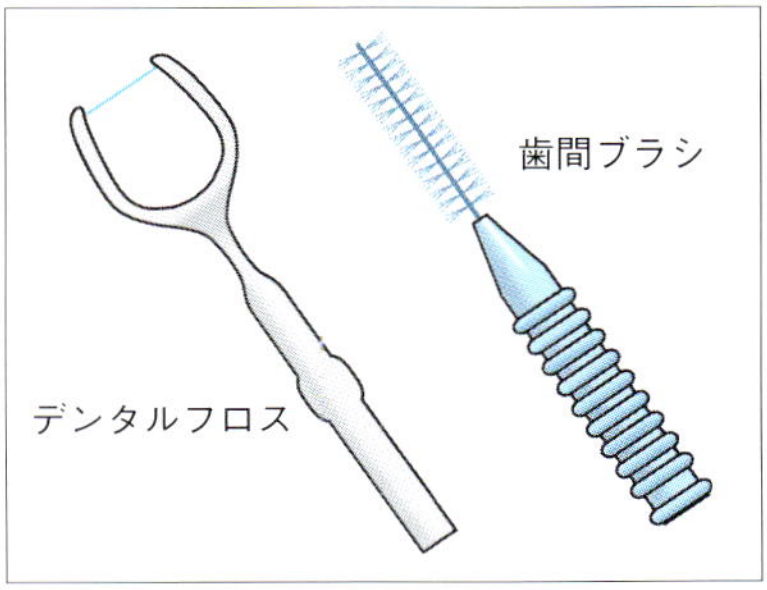

は進行しません。

しかし、すでにう窩ができてしまい、うまく清掃できなくなっている場合は、むしろ積極的に適切なむし歯の治療とその穴に何か詰める処置（修復処置）を行う必要があります。

むし歯がエナメル質の中だけで深く進行する前は、治療、修復処置ともに比較的容易で、結果もある程度、保証されます。しかし何もしないで、むし歯が象牙質に進行するまで放置していると治療、処置ともに困難な状況になります。

■歯を削る量が少なくても治療できる

以前の修復処置では、審美性が要求される前歯には、歯と同じ色をしたレジンやシリケートセメントを詰めるといった治療が行われてきました。また臼歯ではむし歯の部分だけを治療することが難しいので、かみ合わせの部分まで、その穴を回転切削器具で削って拡大し、強度を重視したアマルガムや、むし歯の穴の型を採って、その型から作ったインレーを使って穴をふさいでいました。

接着の技術が使われるようになってからは前歯部、臼歯部ともにエナメル質の穴の開いた部分だけを取り除き、歯質と同じ色を持ち生体に優しい樹脂（コンポジットレジン）を詰めることによる治療が可能となりました。【接着を活かした治療法】を見ていただければわかりますが、歯を削る量が非常に少なくなっています。

■ 修復処置

むし歯や外傷で歯の失われた部分を修復物で補うこと。クラウンをかぶせたり、義歯を入れることをとくに「補綴《ほてつ》」という。

■ 審美性

単に人工物を入れて食べ物を噛むことができるようにするだけでなく、人工の歯ならば、それが自然の歯と見えるようなものを作る。義歯も本物の歯や歯肉と同じ形、色を再現したものを作るなど、人工臓器として、本物の歯や歯肉のように精巧に再現し、見た目の美しさを表現する言葉。「審美歯科」「審美修復」などと使われる。

■ 前歯

32本ある歯のうち、前方にある上6本、下6本、合計12本の歯のことを示す。切歯とも呼び、主に食べ物を噛み切る時に使う。

むし歯は小さく削る！

かしこい患者になるために③

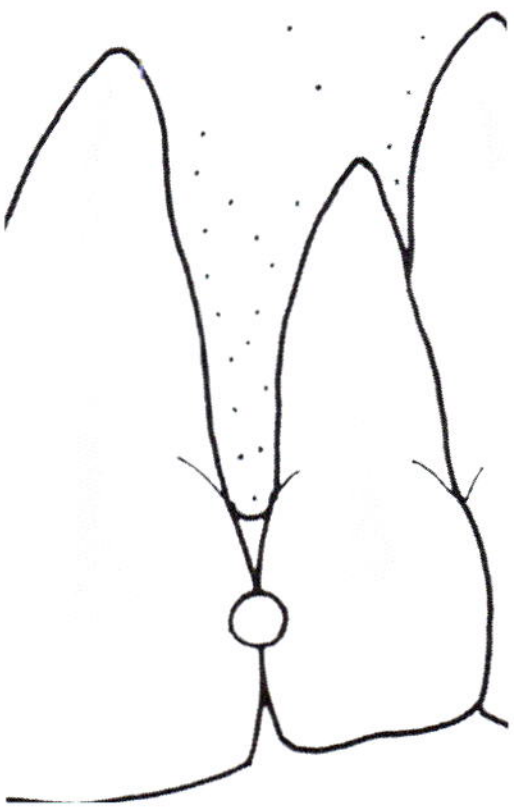

コンポジットレジンを詰める穴って、ずいぶん小さいのですね。

接着修復では、悪いところ、つまりむし歯になっている部分だけを取り除くからです。

しかも「ギーギー」と嫌な音を出す機械を使わなくても治療できることが多いのですよ。

私の場合、スプーンエキスカを使って脱灰により軟化したむし歯の部分だけを取り除きます。そして、できた穴に接着性レジンを拡散させて人工エナメル質を作り、その後に、コンポジットレジンを詰めます。

この接着性レジンが歯質に拡散して、第2章で説明した耐酸性の高い人工エナメル質になります。つまり、むし歯になりにくい人工のエナメル質に改質されるということです。

へェーッ！　詰めたところがむし歯になりにくくなるのですね。

理屈から言えばそうなります。以前の治療法に比べ、

■シリケートセメント
修復物を歯に付けたり、前歯の欠損部を埋めるのに使われるセメントの一種。現在はほとんど使用されていない。

■回転切削器具
歯を削る回転式器具のこと。この器具を動かすものを歯科用エンジンと呼ぶ。また圧縮空気により歯を削る器具を回転させるものをタービンという。

■インレー
臼歯咬合面のむし歯を削ってできた穴に詰める修復物。金属やレジンなどが材料として使われる。

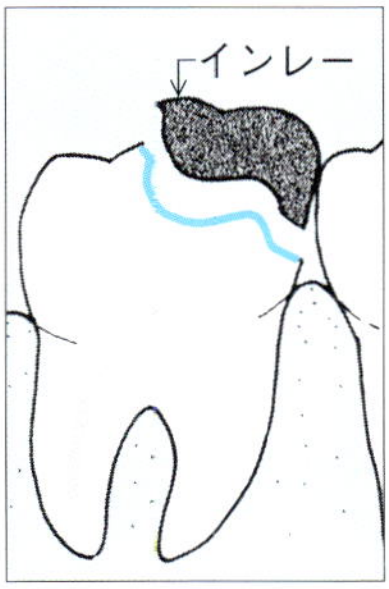

コンポジットレジン充塡

削る量は少なくなるし、見た目もきれいだし、詰めたところはむし歯になりにくくなります。

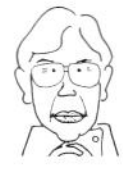

私たち歯科医師も、ほんの小さなむし歯なのにエナメル質を大量に削らなくてはならないことに疑問を感じていました。

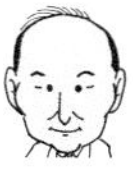

しかし、多くの歯科医師の先生方がヤスダ先生とは違って、何の抵抗もなく歯を削ってしまうことに対して、私は疑問を感じています。

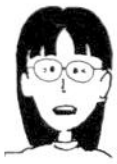

私たち、患者は接着を活かした治療法があることをほとんど知りませんから、こういった情報をどのようにして探したらよいのでしょうか？

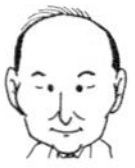

私たちが運営している【あなたの健康21「歯と口の健康を守ろう会」(http://www.t-oralhealth.org/)】のホームページにアクセスしてください。どうしたら自分の歯を守れるかについて説明しています。

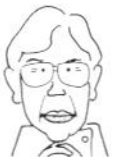

しかし、サヤカさん、プラーク・コントロールをしなければ、どんな治療をしても歯は抜かれてしまう運命が待っています。プラークはむし歯になる最大の原因です。だから食事や間食の後には、ブラッシングなどを行って、できたてのプラークを取り除いてください。むし歯の原因となる酸が作られないようにしましょう。

■ コンポジットレジン
合成樹脂と無機物を混ぜ合わせて作った修復材料。歯と同じ色をしていることから前歯の修復に効果的であるとされてきたが、最近では臼歯部の修復にも多用されている。

■ スプーンエキスカ
脱灰により軟化した歯質を除去するのに用いられる器具。手用器具なので、回転切削器具のような音もせず、削りすぎも避けられる利点がある。

■ あなたの健康21「歯と口の健康を守ろう会」
「歯のエナメル質や象牙質は再生しない」という考え方をもとに、むし歯や歯周病、口臭、歯並び、歯の色についての正しい治療法の普及と「健康な歯を守る」ための治療法を伝えるために設立された。人工エナメル質の威力を理解し、実践できる歯科医師の養成も目的としている。

接着を使わない治療法③

前歯部

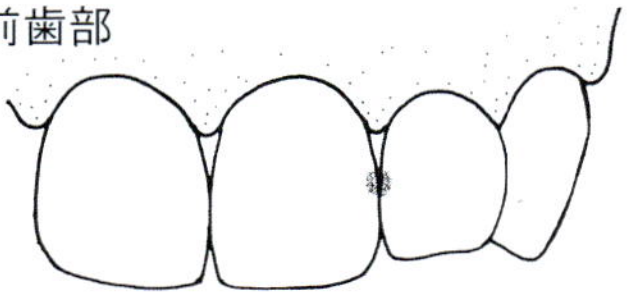

①歯と歯が接触しているところの小さなむし歯。

⬇

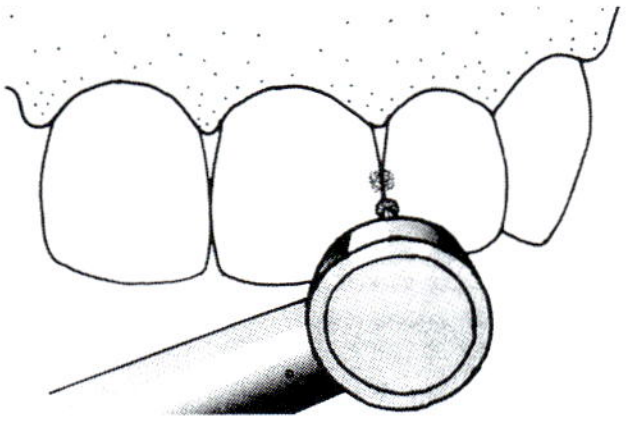

②回転切削器具(タービンや歯科用エンジン)でむし歯になっている部分を取り除く。そして修復物の性質に合わせた穴を設ける(痛い！)。

⬇

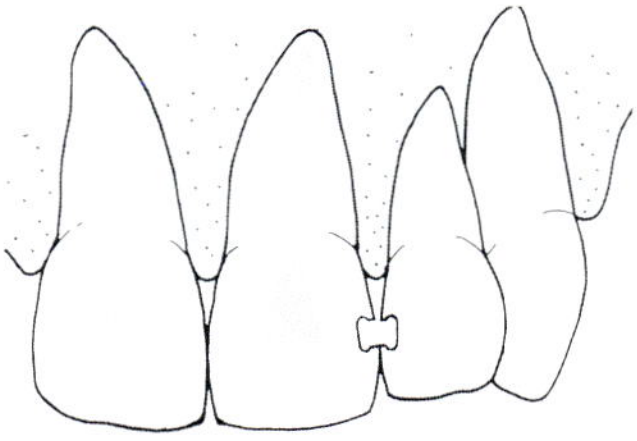

③修復物が脱落しないように引っ掛かり(アンダーカット)を歯の中に掘る。

⬇

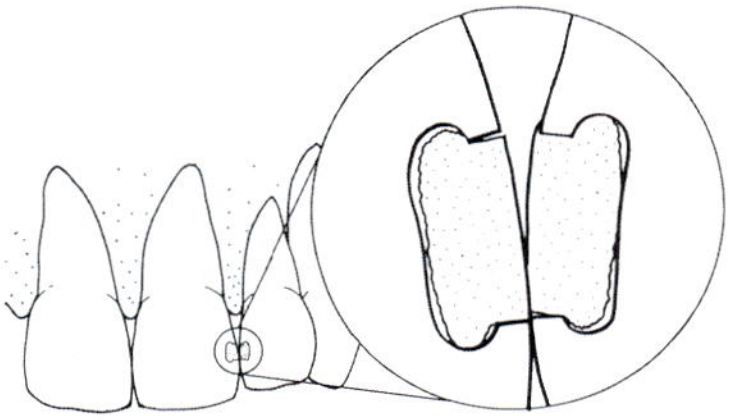

④前歯部用の修復物を詰める。しかし拡大して見ると歯との間に隙間がある。

臼歯部

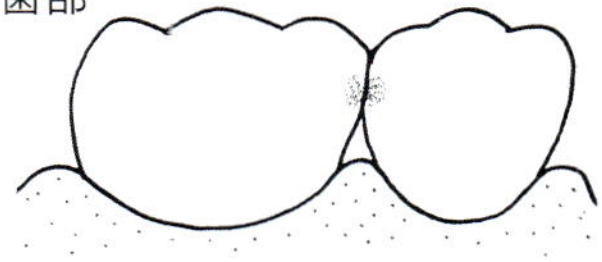

⑤隣り合って接触しているところのむし歯。発見はとても難しい。

⬇

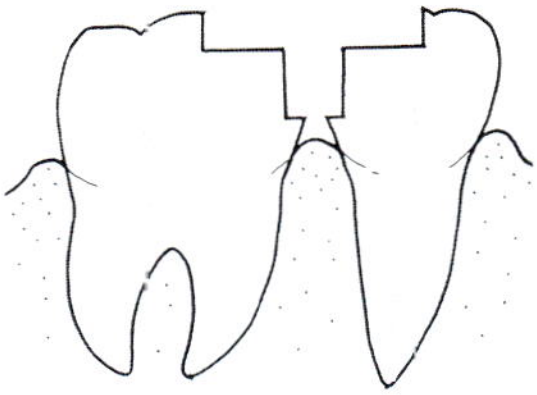

⑤かみ合わせの部分まで削らざるをえない。この形に削るのがまた難しい(痛い！)。

⬇

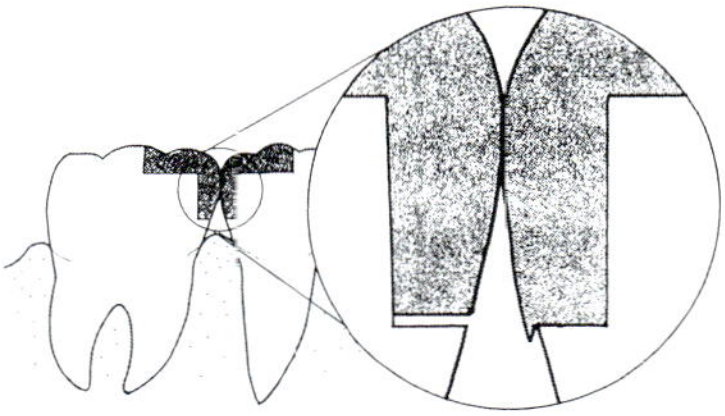

⑦型採りをした後、歯科技工士がインレーを製作する。これをセメントで歯に付ける。でも拡大して見ると出っ張りや隙間が目立ち、そこからまたむし歯が発症する。

⬇

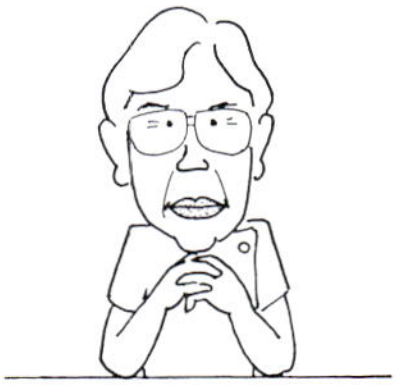

⑧「ほんの小さなむし歯なのに、何であんなに削らなくてはいけないのだろう。なんとかならないかなぁ？」

接着を活かした治療法③

臼歯部

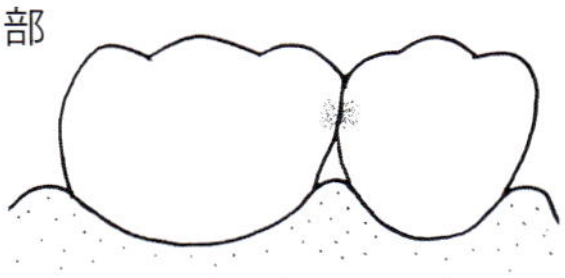

⑤隣り合って接触しているところのむし歯。

↓

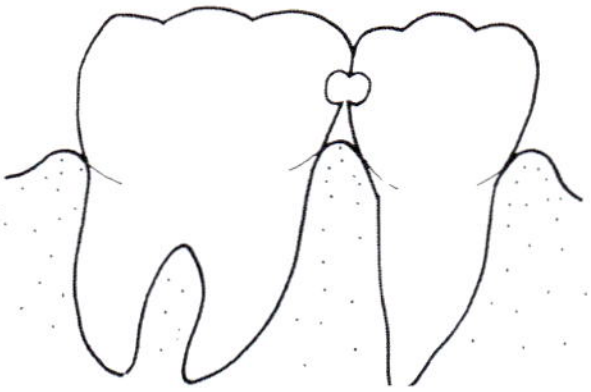

⑥脇から器具を入れてむし歯の部分だけを取る。以下②、③と同じ。

↓

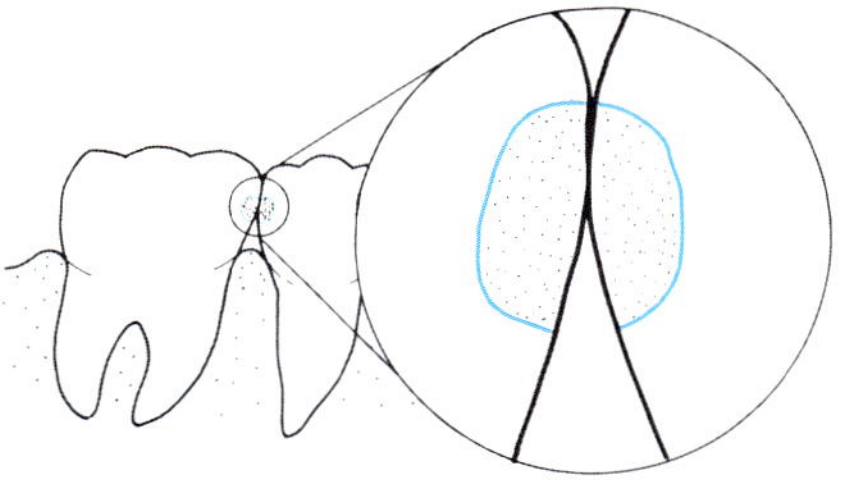

⑦詰めるのは隣接面だけだから、とても小さい。拡大しても隙間はない。

↓

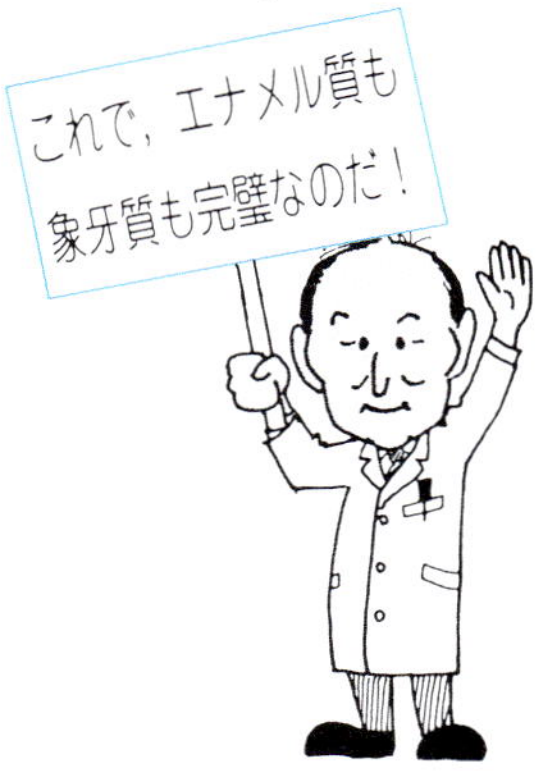

前歯部

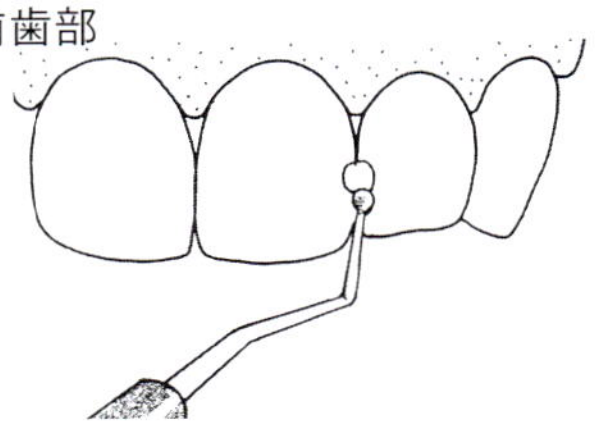

①むし歯の部分だけを、図のような器具(スプーンエキスカ)で取る(痛くない)。

↓

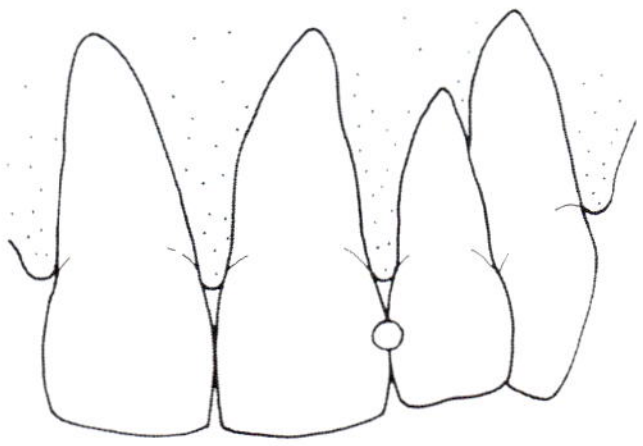

②エナメル質の中の小さい穴だけですみました。

↓

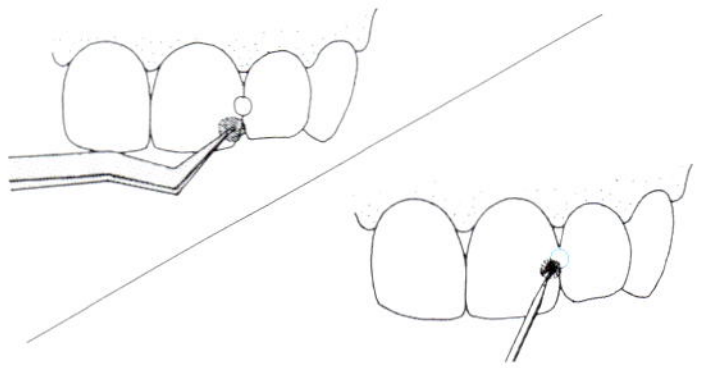

③接着材を拡散させます。

↓

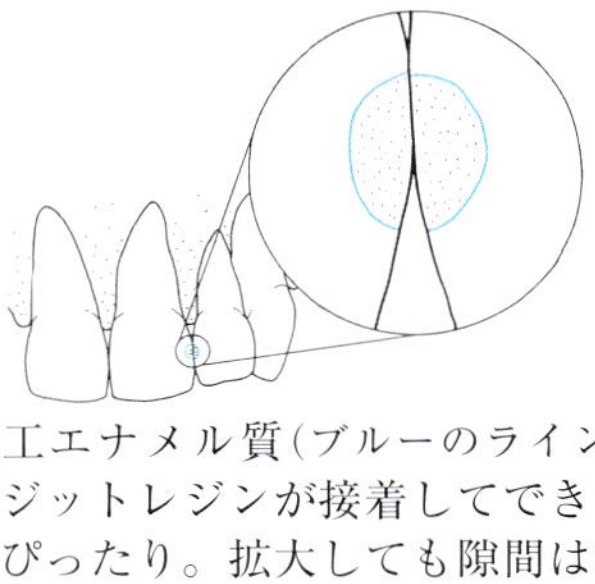

④人工エナメル質(ブルーのライン)にコンポジットレジンが接着してできているからぴったり。拡大しても隙間は認められません。

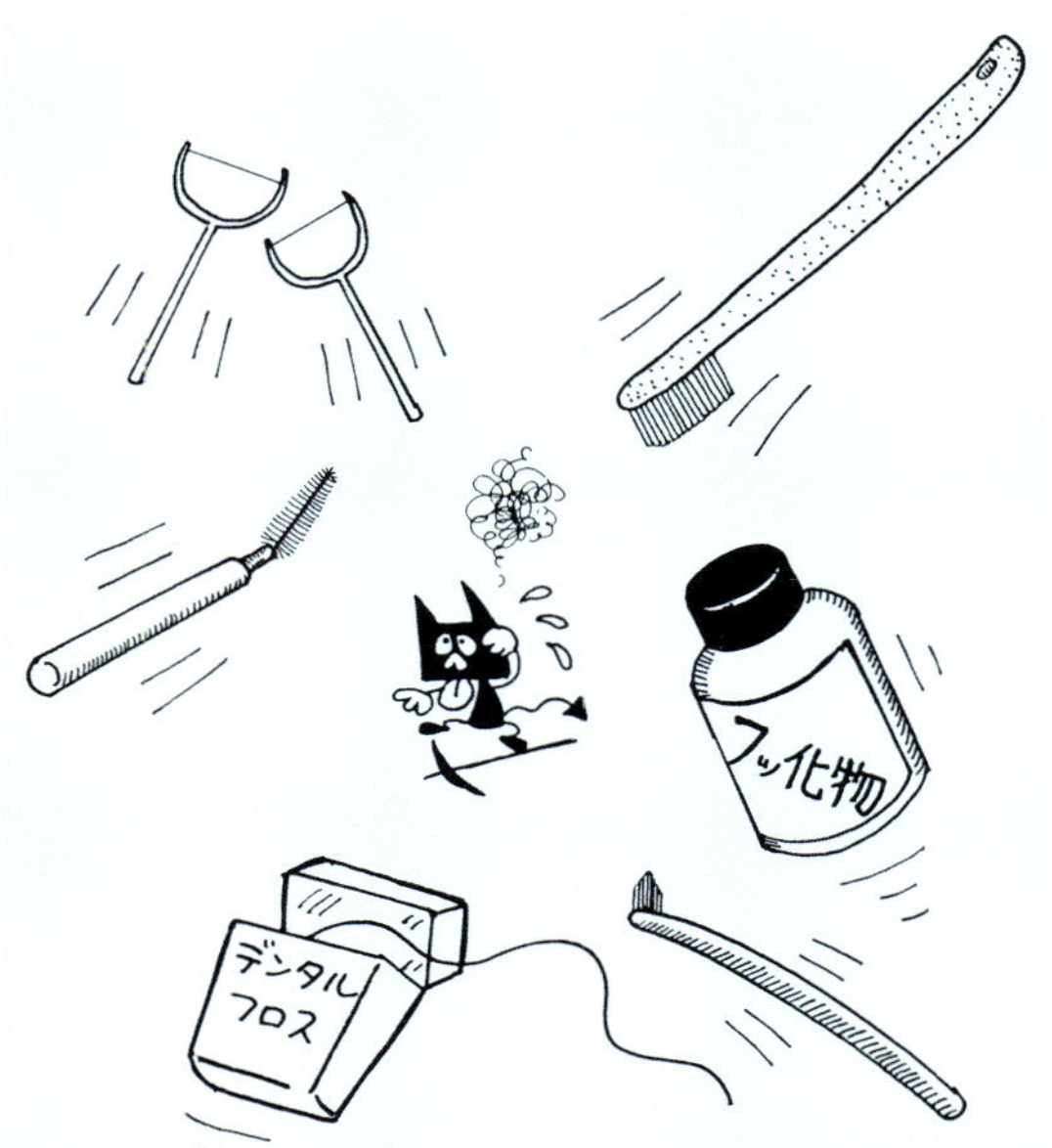

酸を作る細菌の数を減らし、酸の産生量を減らした!!

第4章
歯の色がとても黒くて気になるのですが・・・

■歯の変色

歯の変色とは、歯の色が黒褐色になっているだけで、エナメル質や象牙質などほかの歯質には異常がない場合がほとんどです。しかし、本人にとっては、歯の変色は、大きな悩みであり、気に病んでいるものです。

変色の原因は、子供のころに医師から投与されたテトラサイクリン系抗生物質の後遺症や加齢、食べ物による頑固な汚れなどですが、とくにテトラサイクリン系抗生物質による黒褐色の変色はとても気の毒です（図16）。患者は何も悪くなかったわけですから、私たちもこのような変色歯を白く、美しくしてあげたいと思っています。

最近、歯をまったく削らずに表面を白くする「歯の漂白」が注目されています。しかし、漂白だけでは、変色の程度によって、歯を白くすることに限界があります。したがって、患者が望む審美性が回復できないのも確かです。また症状によっては知覚過敏を発症することもあります。

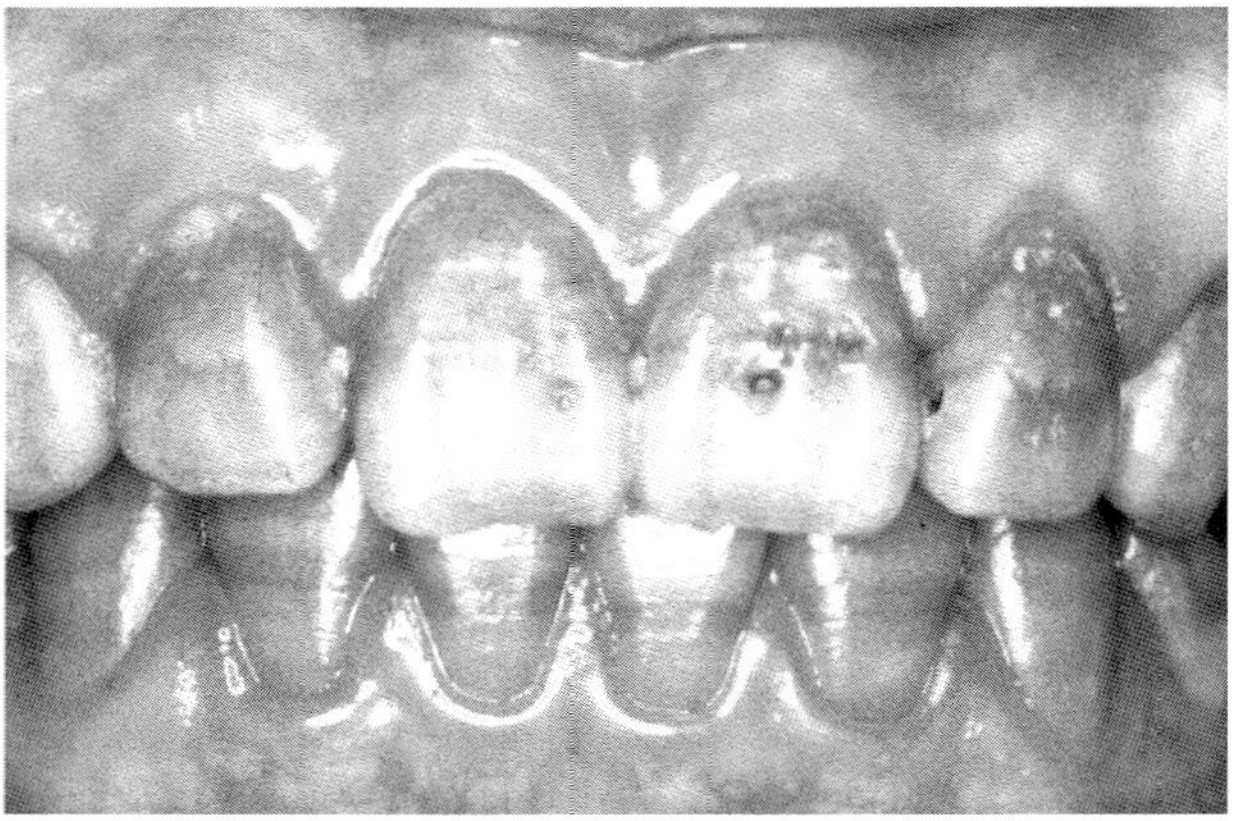

図16　テトラサイクリンで変色した前歯。

〈用語解説〉

■ テトラサイクリン
抗生物質の一種。歯の形成期にこれを服用すると、歯を黒褐色にすることから、一種の薬害として注目を集めた。

■ 歯の漂白
過酸化水素、過酸化尿素などを使って歯を白くすること。歯を削らないで白くすることができるため、最近、とくに注目されている。

■ ジャケットクラウン
陶材（ポーセレン）やレジンでできたクラウンの一種。前歯にかぶせるポーセレン・ジャケットクラウンが最も有名。美しさは再現できるが、歯を削る量が多く、割れやすいのが欠点である。

そのため、多くの歯科医師がためらいながらも、患者の審美性を満たすために、エナメル質にとどまらず、象牙質に達するまで歯を削り、極端な場合には抜髄(P43用語参照)を行って、その上にジャケットクラウンや金属焼付ポーセレン・クラウンなどの審美性に優れた人工の歯をかぶせる修復処置を行ってきました。

しかし、象牙質に達するまで歯を削ってしまうと、何度も説明したとおり、その歯はむし歯になりやすくなり、またクラウンの端が歯肉の中に入り込むと、その部分の汚れが多くなり、歯周病にもなりやすくなってしまいます。

■ポーセレン・ラミネートベニア法

これに対して、接着歯学の進歩とともに、新たな修復処置として登場したのが、ポーセレン・ラミネートベニア法です。この修復処置は歯の表面のエナメル質をほんのわずかだけ削り、その上に非常に薄い修復物(ポーセレン・ラミネートベニア)を接着させ、変色歯を白く、美しい歯にすることができます。

たしかに歯質を削りますが、その範囲はエナメル質内にかぎられるため、むし歯が発症する可能性は薄らぎます。またポーセレン・ラミネートベニア自体は、とても薄く、脆いものですが、エナメル質と接着することにより、ベニアは歯によって補強され強度が増します。さらに色も自由にコントロールできます。この修復処置は、変色歯で悩んでいた患者にとっては大きな福音となりました。

■　金属焼付ポーセレン・クラウン

金属でできたクラウンの上に陶材を盛り付けて、クラウンと一体化させ、金属の強度と陶材の美しさを兼ね備えた修復物。

■　ポーセレン・ラミネートベニア

陶材(ポーセレン)を使って作った非常に薄い板状の修復材料。これを白くしたい歯(主に前歯)の上に接着性レジンで固定する。

かしこい患者になるために④

わずかに削って白い歯に

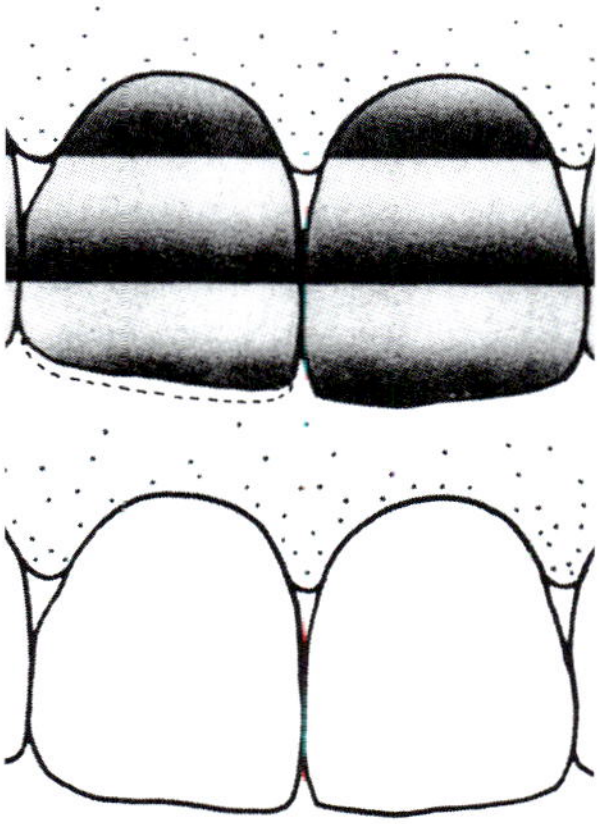

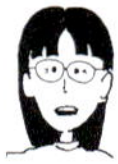

すごい治療法ですね。これなら、歯の色で悩んでいた人たちは喜ぶでしょう！

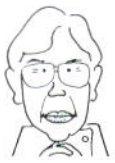

ええ、本当に嬉しくて涙を流す患者さんもいましたよ。それだけに他人には言えないほど、悩んでいたのでしょう。

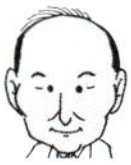

とくにエナメル質に対する接着は、かなり信頼性が高いのです。そして、ポーセレン・ラミネートベニア自体は脆くても、きちんと支台歯のエナメル質に接着していれば大丈夫です。接着には「補強効果」と言うものがあって、弱いもの同士でも接着によって補強されて、丈夫になります。

たとえば、スキーの板、ベニア板もそうです。ホーロー鍋のホーローもぶつけなければ、ひびが入りませんね。これも接着しているからです。

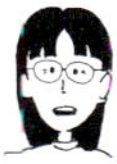

でも、本当に薄くても、きれいに治るのですか？

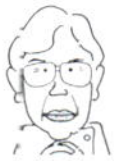

もちろんです。ただし、歯の変色の程度や削る量によっても結果は異なります。さらに審美

■ 補強効果
複数の材料を接着して組み合わせ、お互いの長所を活かして、より強度的に優れた材料（複合材料）にすることで得られる効果。ジャンボジェットなどの「大型旅客機」も複合材料で作られている。

ラミネートベニア法！

性というのは主観的なものですから、歯科医師側と患者さん側の評価が分かれることはありますね。

つまり患者さんの思い描いた白さと、私たち歯科医師の考えた白さの程度が違うといったことはあり得ます。でも、欲を言えばきりがないし、そうかといって、歯質を多量に削ることは患者さんの長い将来を考えたら問題だし・・・。

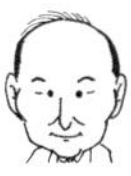

ヤスダ先生、それはインフォームド・コンセントをしっかりと行っておけば、大丈夫なのではないのですか？

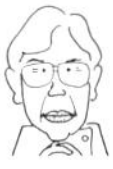

愚痴を言っても仕方がないのですが、日本の歯科医療はこういった点が遅れているのです。患者さんに詳しい治療説明をしても、それが評価の対象にならないといった保険制度が問題になっている面もあるのですが・・・。

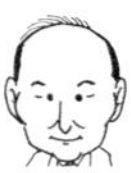

ところで、このポーセレン・ラミネートベニア法は変色歯だけではなく、歯と歯の間が開きすぎている症状や形がやや悪い歯の形態を整える時にも威力を発揮しますね。

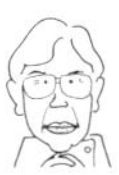

何しろエナメル質の部分だけをほんのわずかだけ削って、ポーセレンラミネート・ベニアを接着するだけですから簡単です。

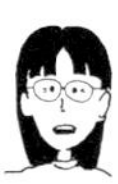

私も、お友達に教えてあげたいわ。

■インフォームド・コンセント
治療を行う前に、患者の症状、治療法、予測される結果について、医師が十分に説明を行い、患者自身がこれを理解し、納得して、治療法を選ぶという考え方。

■印象採得
むし歯や歯周病によって失われた歯質あるいは歯の部分を、適切な材料で修復するために型を採ること。

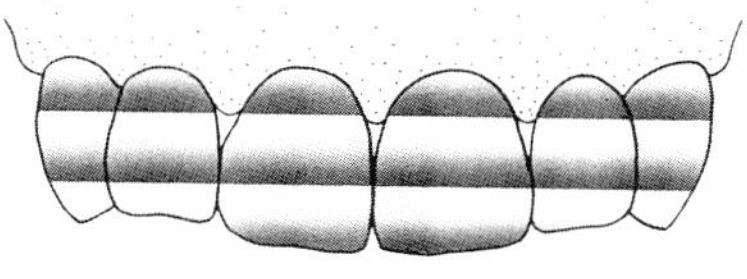

①テトラサイクリンによる変色歯。

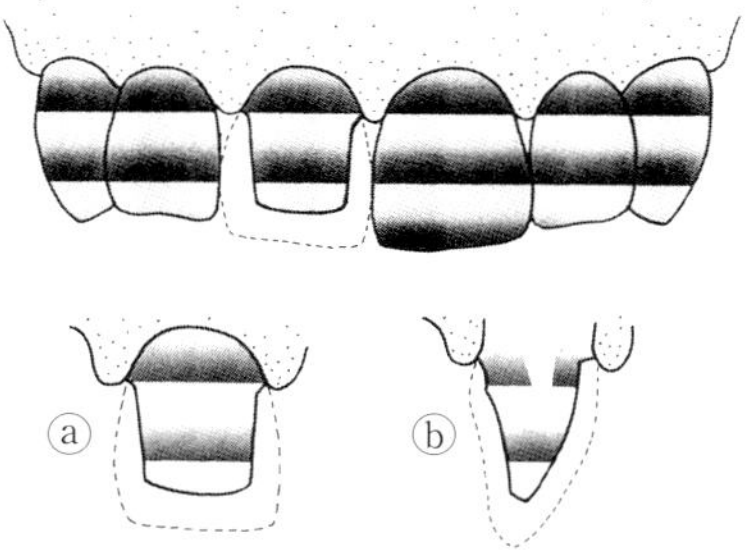

②金属焼付ポーセレン・クラウンを入れるために歯を大きく削る。エナメル質はほとんどなくなってしまいます。ⓐ：正面から見たところ。ⓑ：横から見たところ。

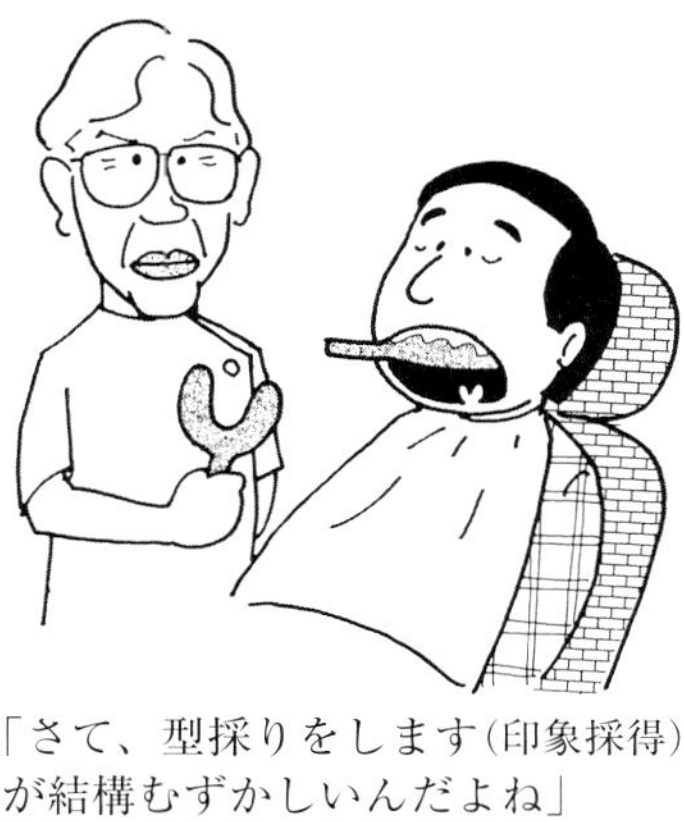

③「さて、型採りをします(印象採得)。これが結構むずかしいんだよね」

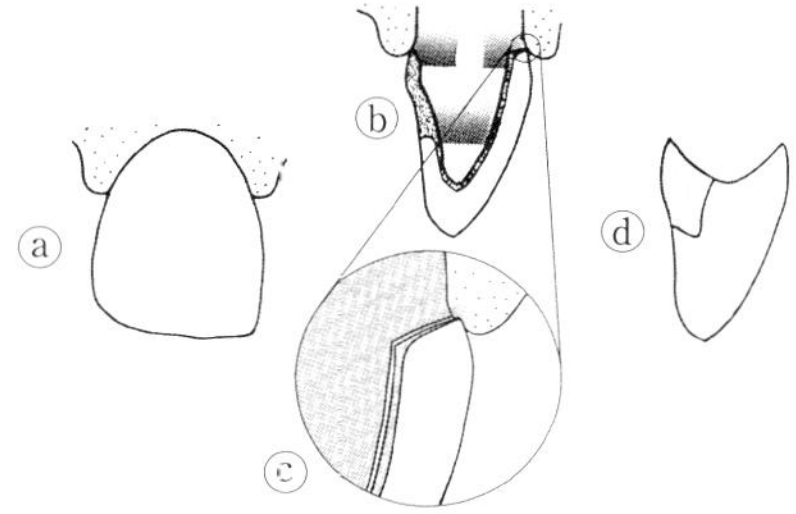

④完成した金属焼付ポーセレン・クラウン。ⓐ：正面から見たところ。ⓑ：断面図。ⓒ：拡大図。支台歯の上にはセメント、金属、金属色を隠す材料、陶材の順で構成される。ⓓ：横から見たところ。

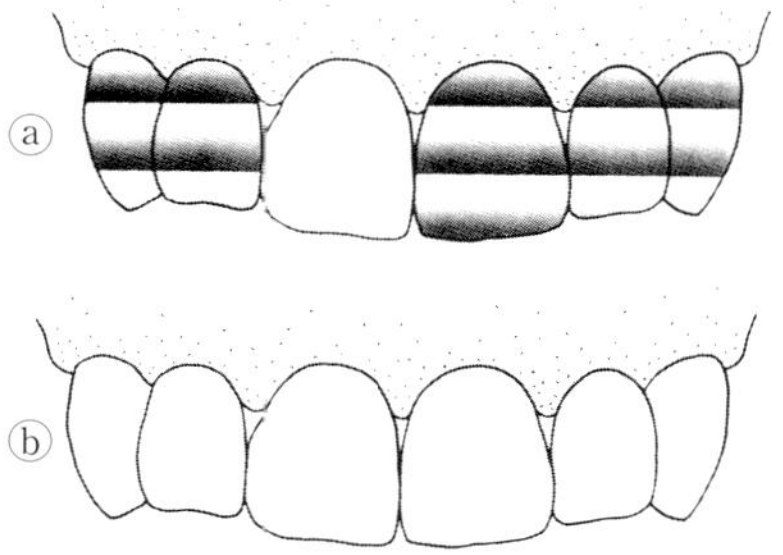

⑤ⓐ：前歯部１本だけの修復。ⓑ：前歯部６本修復。

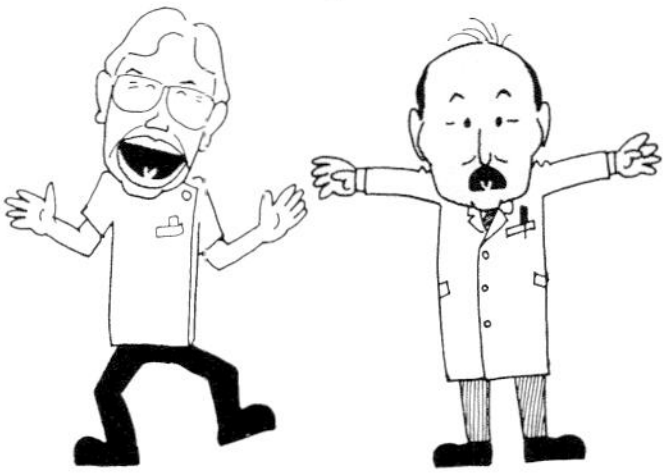

⑥ヤスダ「きれいになってよかった！」。ナカバヤシ「そんなに浮かれていてはダメ！　３～５年で抜歯になったらどうしますか！　お金もたくさんもらってしまったのに」

接着を活かした治療法④

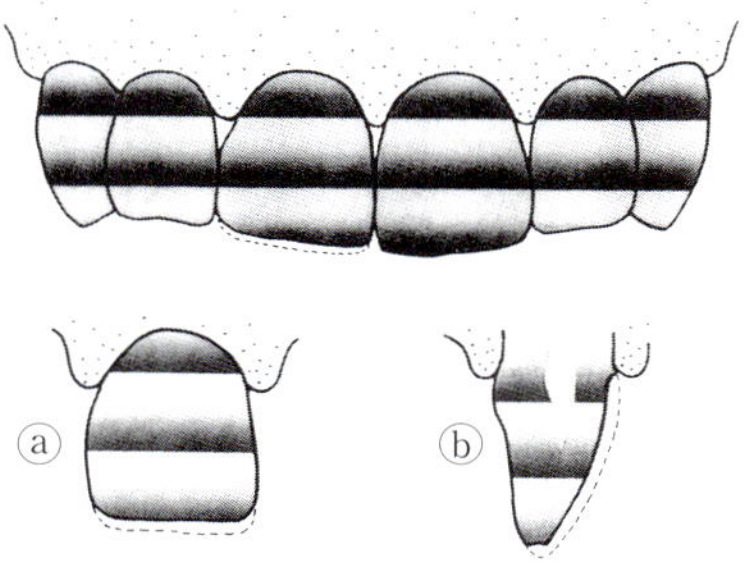

①歯面をわずかに削る。深さはできるだけエナメル質内にとどめる。ⓐ：正面から見たところ。ⓑ：横から見たところ。

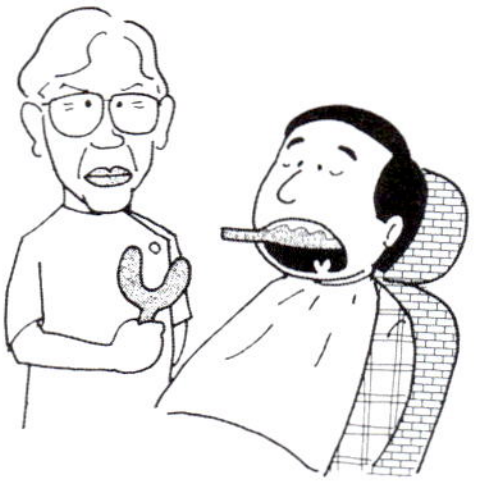

②「この印象採得は比較的簡単です」

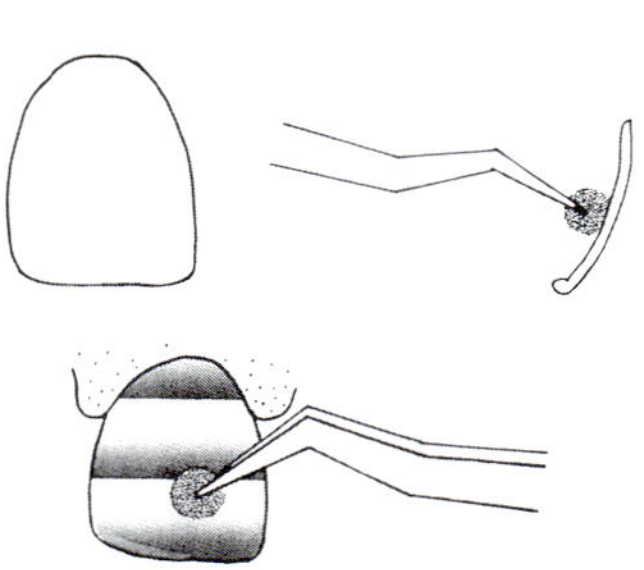

③でき上がってきたポーセレン・ラミネートベニアの内面によく接着できるように処理をする。歯の表面も同じように処理する。

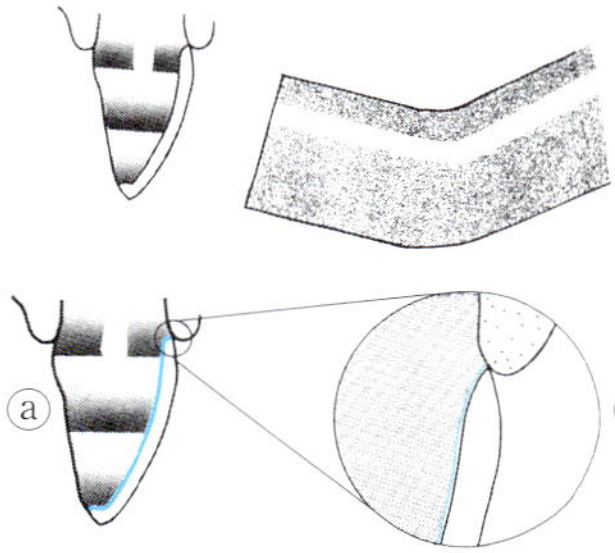

④接着性レジンで接着する（場合によっては光を当てて固める）。ⓐ：歯に接着した後。ⓑ：拡大図。金属焼付ポーセレン・クラウンに比べれば非常にすっきりしている（歯頸部が黒ずむことがない）。

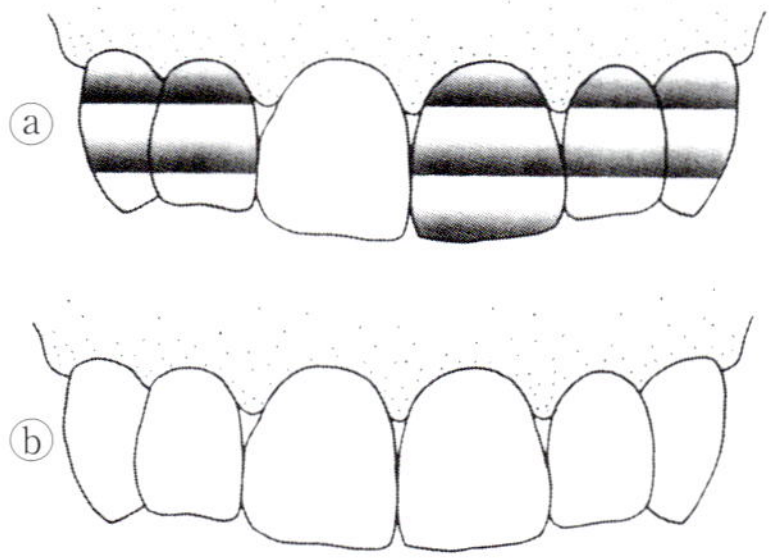

⑤ⓐ：前歯部１本だけの修復。ⓑ：前歯部６本修復。

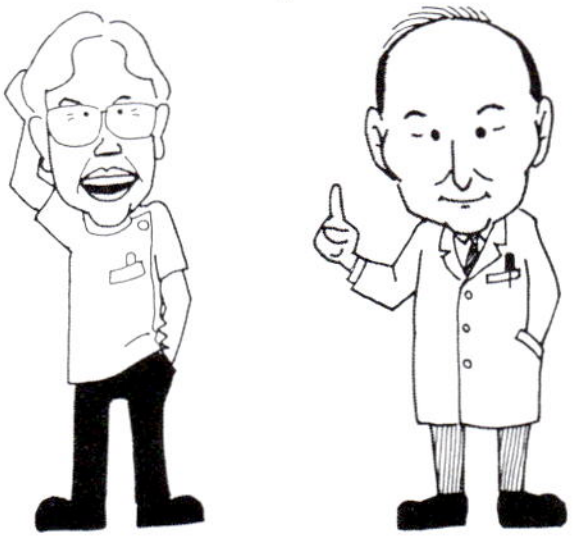

⑥ヤスダ「これならいいですね！」。ナカバヤシ「そうです！　象牙質は立派に生き続けることができるのです」

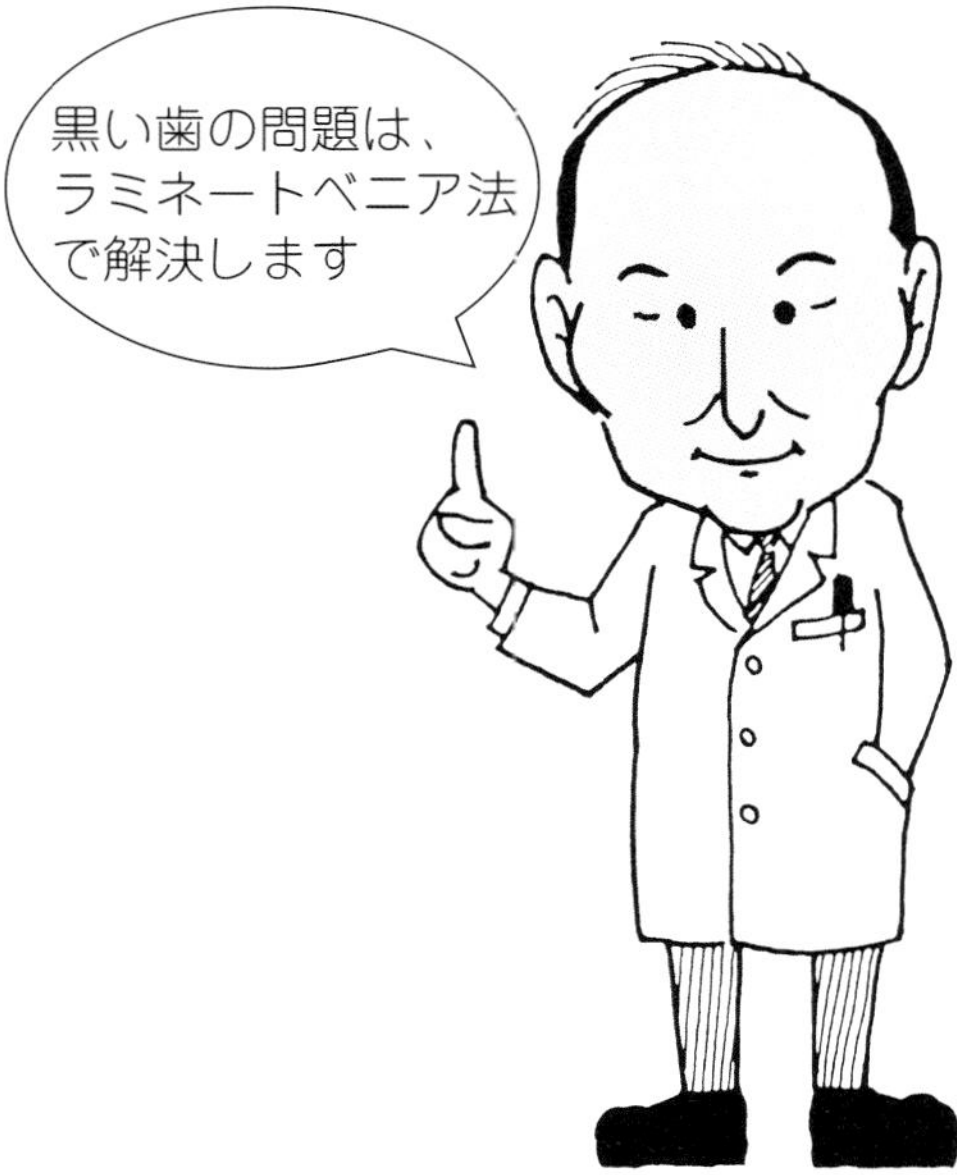
黒い歯の問題は、
ラミネートベニア法
で解決します

第5章
かみ合わせの部分のむし歯が冷たい水にしみる

■生きている歯と感染症

エナメル質の中だけのむし歯も放置しておくと、やがて細菌が作る酸によってむし歯は象牙質にまで進行してしまい（図17）、「冷たい水がしみる」「噛むと痛い」などさまざまな症状が出てきます。いまここで例に挙げた冷たい水が歯にしみるというのは最も典型的な症状で、さらに進行すれば何もしなくても、歯が痛くて我慢できなくなります。さすがにこの状態にまでになると、皆さんもむし歯になったことがわかり、きっと歯科医院に駆け込んでいることでしょう。

このように自分で気が付くむし歯は、象牙質まで進行している場合がほとんどで、さまざまな修復処置が考えられますが、基本的にはむし歯の部分（感染歯質）を取り除いて、窩洞に技工士さんが作った修復物を入れるのが一般的です。

ここで問題となるのが、歯科医師が修復処置ばかりに熱心になり、「むし歯は細菌感染の結果起こる疾患」「歯は生きている組織」と言うことを忘れ、修復物に

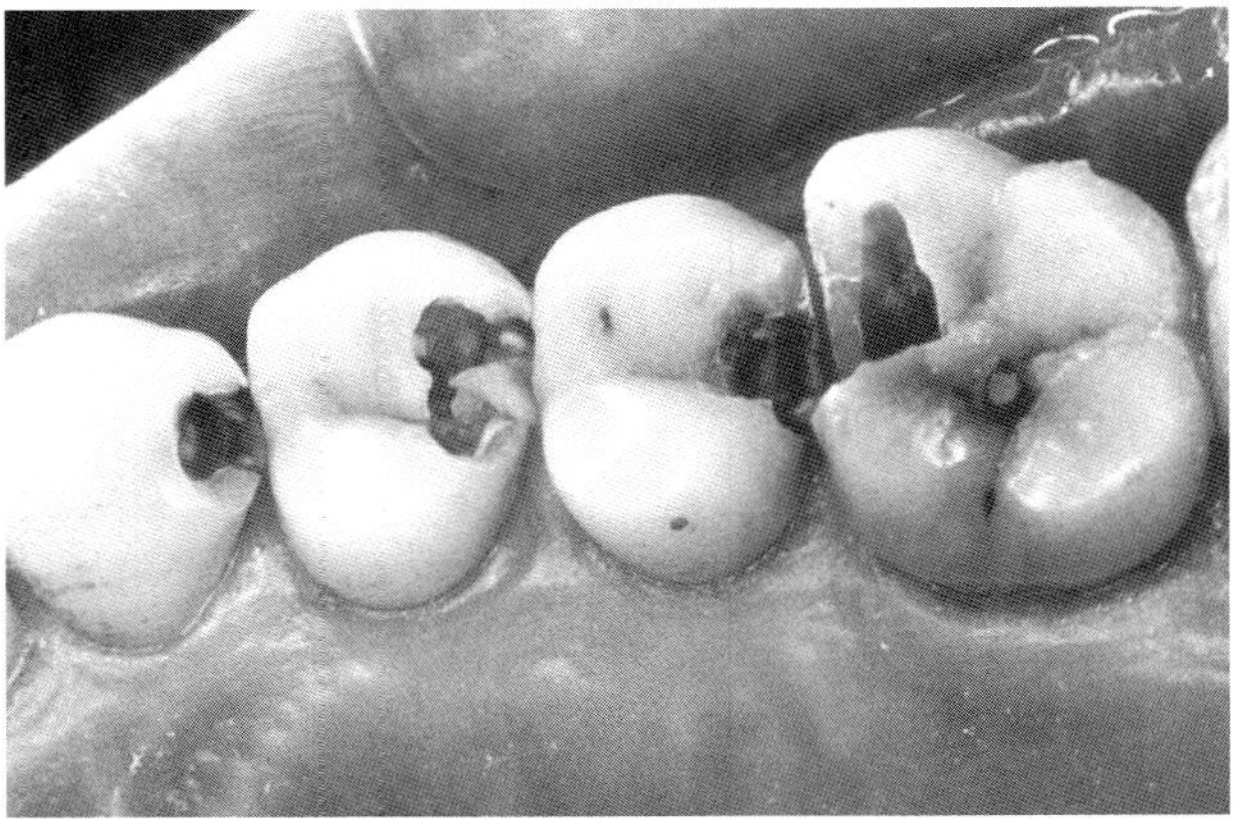

図17　象牙質まで進行したむし歯。

〈用語解説〉

■ 感染歯質

細菌によって感染している歯質。

■ 窩洞《かどう》

修復物を入れるために歯質を削ってできた穴。修復物に合った穴に削ることを窩洞形成という。近年は、コンポジットレジンの接着修復が普及し、軟化象牙質部分のみをスプーンエキスカなどで除去する窩洞形成法が広まりつつある。

合わせて歯を正確に削り、形成した窩洞に精密な修復物を詰める、これが正しい「治療法」であると信じてきたことです。このような理由から、よい歯科医師とは「きちんと削れて、きちんと詰め物を作れる歯科医師」と理解されてきました。

しかし、このようにして「歯科治療」された修復処置のほとんどが永久に持つものではなく、再治療となってしまうことは、皆さんが経験しているとおりです。その原因は、健全歯質のエナメル質や象牙質までも削って、歯を弱体化させてしまったこと、細菌が作る酸による脱灰（二次う蝕）を防げなかったことが挙げられます。

■人工エナメル質がむし歯の治療法を変える

近年の接着技術は、歯と修復物との間から細菌が産生した酸が拡散することを防ぎ、今言ったような問題点を大幅に改善することが可能となりました。とくに１９８２年にこの本の著者の１人であるナカバヤシ先生によって発見された人工エナメル質は、露出した象牙質表層を刺激不透過性で、耐酸性の強い層に変え、その結果、細菌が産生する酸の象牙質内への拡散を抑制し、象牙質の二次う蝕を防ぐことができます。人工エナメル質を生成させることは、「象牙質は生体である」「象牙質は自然治癒しない」と言った概念を再び歯科医師に確認させ、今まで「削って、詰めれば、治る」と考えられていたむし歯の治療法を根本的に変える必然性を理解できるようになりました。

■ 健全歯質
う蝕になっていない健康な歯質。

■ 二次う蝕
むし歯の治療を行ったのにもかかわらず、再び修復物の内側や周辺から口腔内の酸により脱灰が起こり発症するむし歯。再発性う蝕ともいう。

かしこい患者になるために⑤

まだ穴が開いたまま！

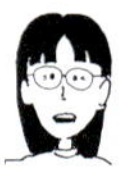

ナカバヤシ先生、今回のむし歯治療も歯をあまり削らないのですね。

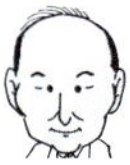

そうです。正確に言えば削る必要がないのです。プロローグで説明したとおり、悪いところ、つまりむし歯は、残念ながら元に戻ることはありません。ですから細菌を取り除いてきれいにするために削るだけなのです。

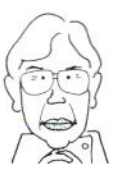

私はむし歯の部分を取り除くための器具が入りやすいように、入り口を広げる時だけ回転切削器具(タービンや歯科用エンジン)を使います。でも、そこはエナメル質ですから痛みは感じませんよ。

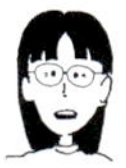

先生は麻酔をなさらないのですか？

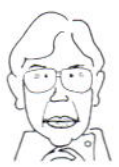

むし歯の治療のために麻酔をすることは原則ありません。なぜならば、エナメル質や脱灰された部分だけを削る場合には、患者さんは痛みを感じませんから。

ただし、治療に恐怖心をお持ちの患者さんには、まれに麻酔をすることもあります。

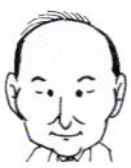

いいですか、サヤカさん、エナメル質は刺激を通さないのです。だから象牙質が露出しないかぎり痛みは感じないのです。

ヤスダ先生は麻酔をして健全歯質まで削ってしまうのが嫌だと考えて

■ タービン

圧縮された空気によって高速回転する器具。先端に各種の切削器具を付けて歯を削る。独特の「キーン」という音がする。

■ 歯科用エンジン

電気あるいは空気圧によって回転する器具。タービンと同じように先端に切削器具を取り付けて使用する。タービンより回転数は低いが、トルクが高い。

人工エナメル質で大丈夫

いるのです。

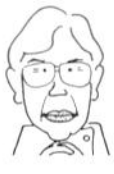

はい、そのとおりです。う蝕検知液で染め出された部分を確実に取り除けば、そこは細菌がほとんどいないと考えられます。

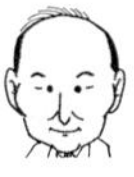

その後、露出した象牙質は傷口と同じと考えられますから、そこをふさぐ必要があります。つまり人工エナメル質を接着性レジンで作ってあげるのです。

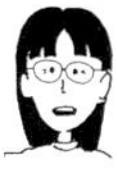

象牙質にできてしまった傷口は自然に治らない！

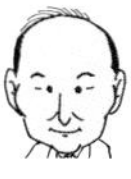

そう！　そのとおりです。サヤカさん！

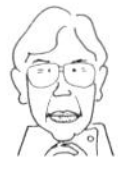

この人工エナメル質を作って、むし歯の治療は終わります。

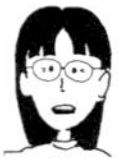

エーッ！　先生、まだ穴が開いたままですよ。

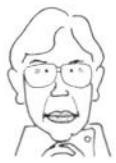

その後は修復処置です。むし歯の部分を治すことと、穴の開いた部分を修復することとは別に考えたほうが歯科治療を理解しやすいですよ。

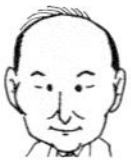

例えは悪いかもしれませんが、指を切断した場合、まだ血液が傷口からタラタラと流れている状態で、誰も人工の指を作ることは考えないでしょう。それと同じことです。

むし歯も人工エナメル質で傷口を治してから、その上に適切な材料を詰めて、開いている穴を修復するのです。

■う蝕検知液
むし歯によってできた穴に垂らすと、細菌感染している歯質が赤く染め出される。

接着を使わない治療法⑤

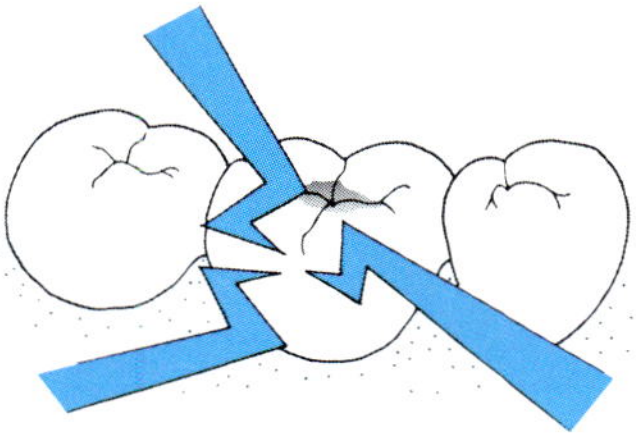

①穴が開いて冷たい水がしみる。

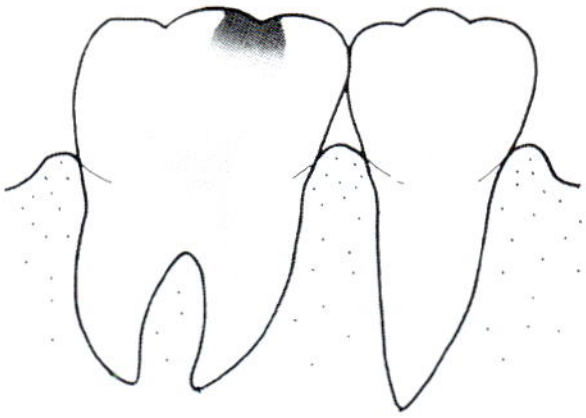

②レントゲンで調べてみると、むし歯は象牙質まで進行している。

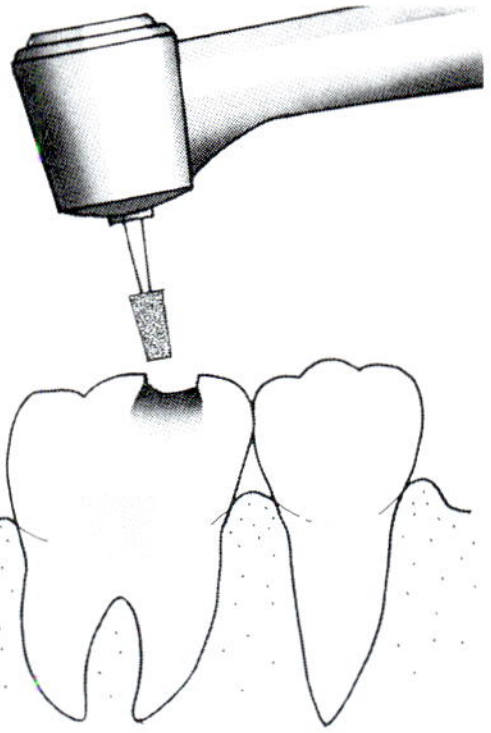

③回転切削器具でむし歯の部分を削り取ると同時に、修復物に合わせて、むし歯でない部分（健全歯質）まで削る（窩洞を形成するという）。

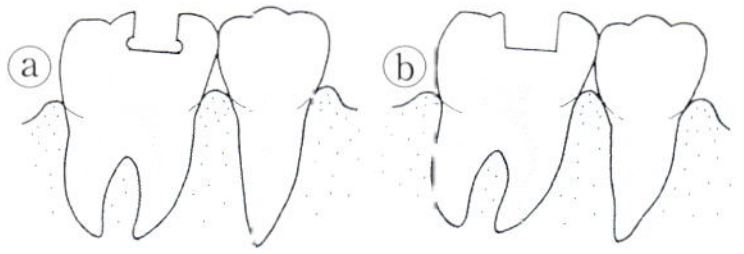

④ⓐ：練って詰める修復物（レジン、アマルガム）用の窩洞。ⓑ：インレー用窩洞。どちらも健全歯質まで削らなくてはならない。

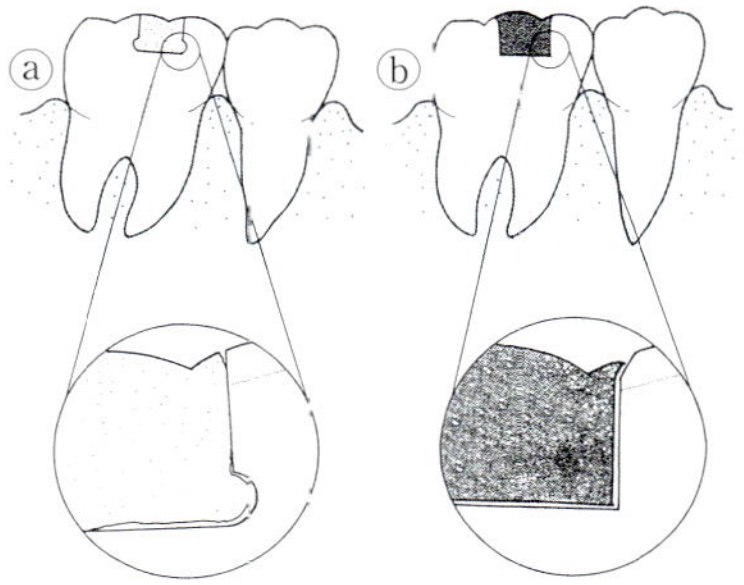

⑤ⓐ：レジンを詰める（アマルガムを詰める）。ⓑ：インレーを入れる。どちらも底のところや壁に隙間が認められる。

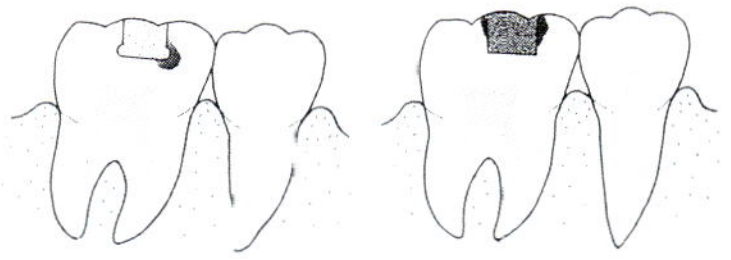

⑥再びむし歯が発症（二次う蝕）。

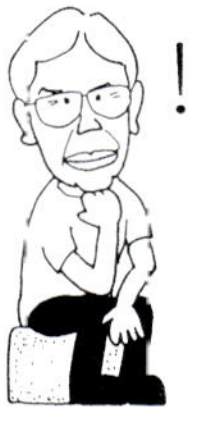

⑦「またむし歯、ちゃんと詰めたのになぁ」

接着を活かした治療法⑤

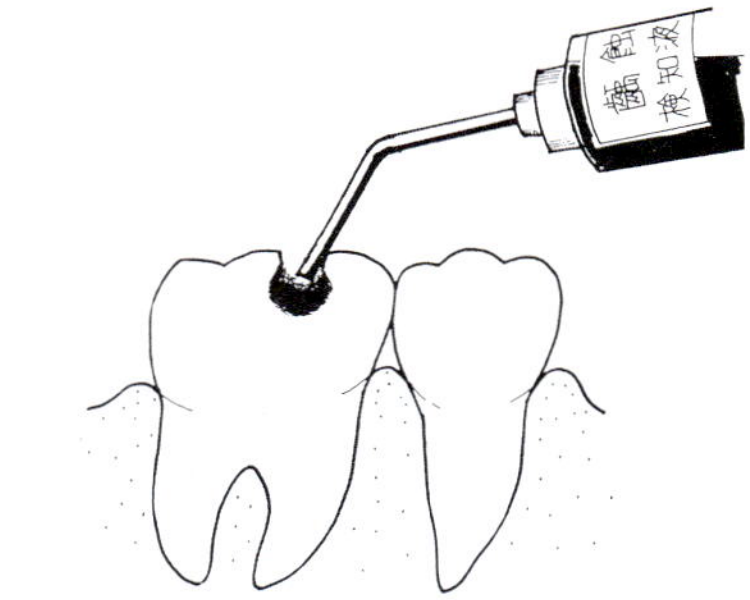

①まずはむし歯を染め出す液（う蝕検知液）を塗って、むし歯の部分と健全歯質を見分ける。

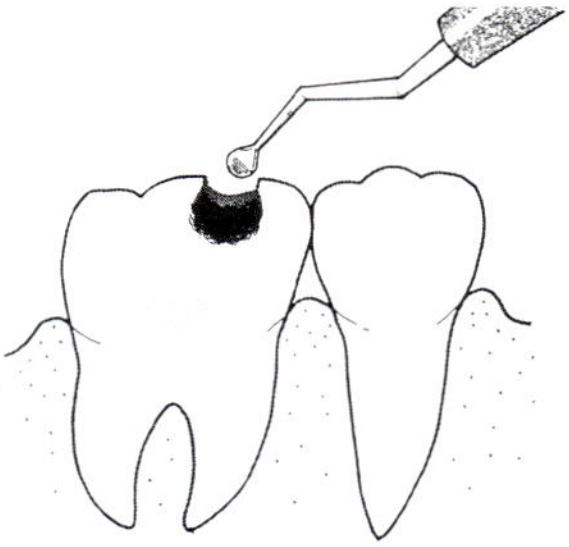

②染め出し液で染まったむし歯の部分だけをスプーンエキスカで慎重に除去する。

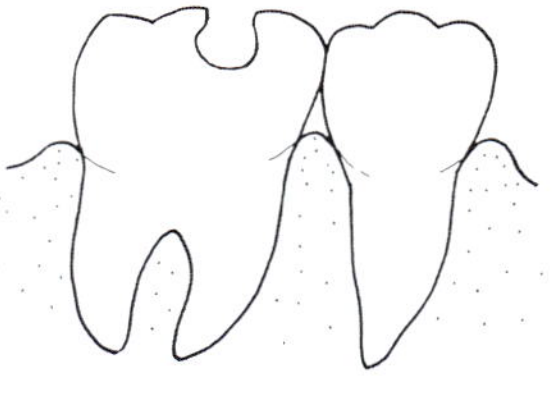

③「むし歯の部分が全部取れたので、ここはきれいになったね」

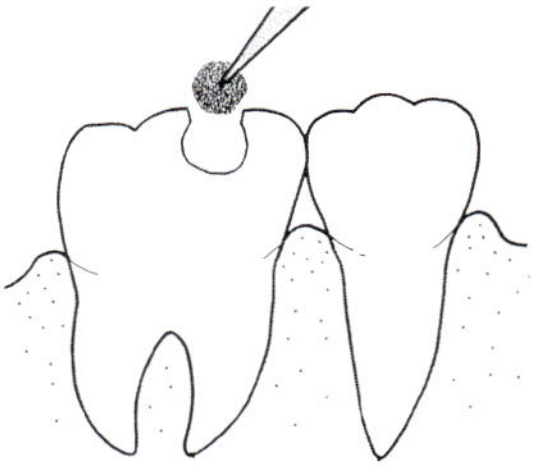

④「でも露出したところは傷口だから、この上に人工エナメル質を作ろう！」

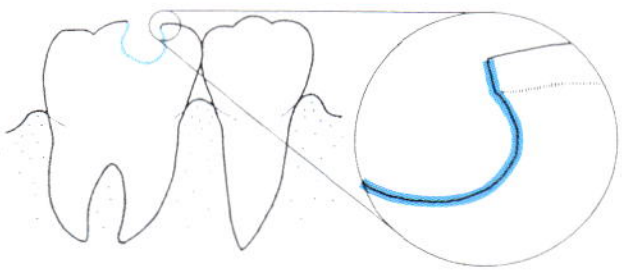

⑤接着性レジンを拡散させ、人工エナメル質（ブルーのライン）を作る。

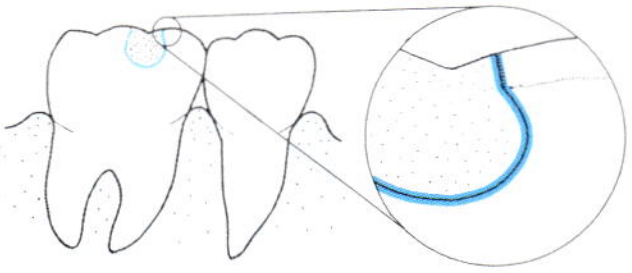

⑥この上にコンポジットレジンを詰めて、接着させる。

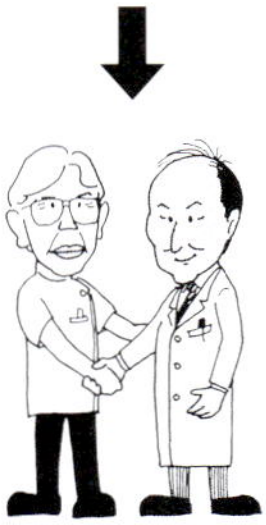

⑦ヤスダ「ナカバヤシ先生これでいいですか？」、ナカバヤシ「いいですね。これで完璧皆さんの歯です！」

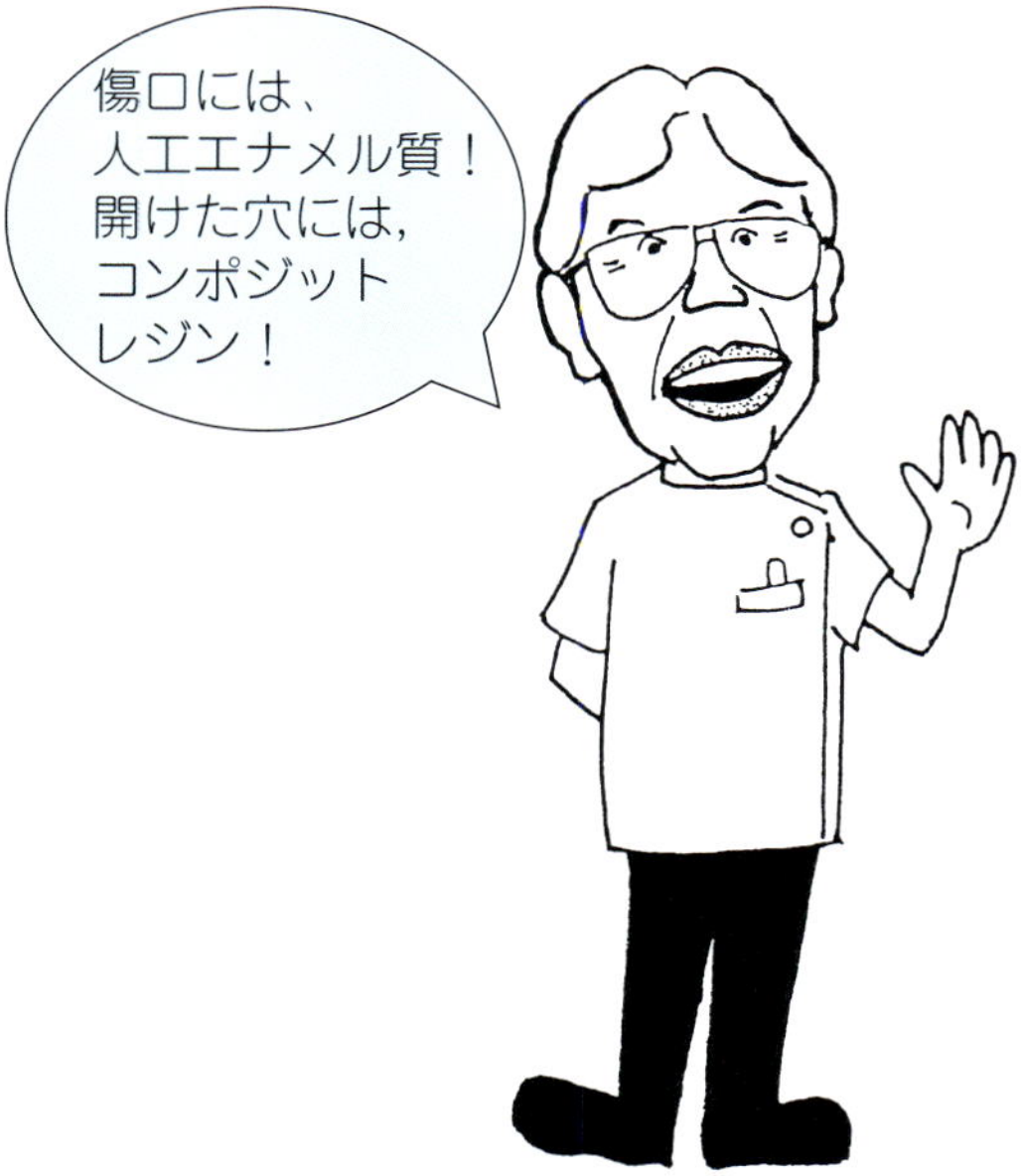
傷口には、
人工エナメル質！
開けた穴には,
コンポジット
レジン！

第6章
むし歯が深く、広く進行している

■象牙質のむし歯は傷です

アマルガム、コンポジットレジンなどの修復物の縁あるいは下の部分から、二次う蝕が発症し、奥まで進行して、大きなむし歯になってしまうことがしばしば起こります（図18）。こうなるとむし歯の治療も簡単にはできません。また治療後の修復処置も大がかりなものになってしまいます。

象牙質を生体であると認識しないで、「削って、詰める」ことばかり行っていると、修復物の周りから二次う蝕が発症した場合、再度のむし歯の進行を防ぐため感染歯質とともに健全歯質をも削ります。

そのため結果的に窩洞が大きくなり、将来、またむし歯が発症した時、歯髄が炎症を起こす可能性が出てきます。

そして、ついには抜髄をしなくてはなりません。しかし抜髄された歯はすでに述べたように割れやすいのです。

読者の皆さんが、すでに理解されているように「むし歯」は治らないのです。それは、歯を守っているエナメル質が、むし歯の進行や削ることによってなくなってしまい、象牙質が露出するからです。

これを皮膚や粘膜などにたとえれば、上

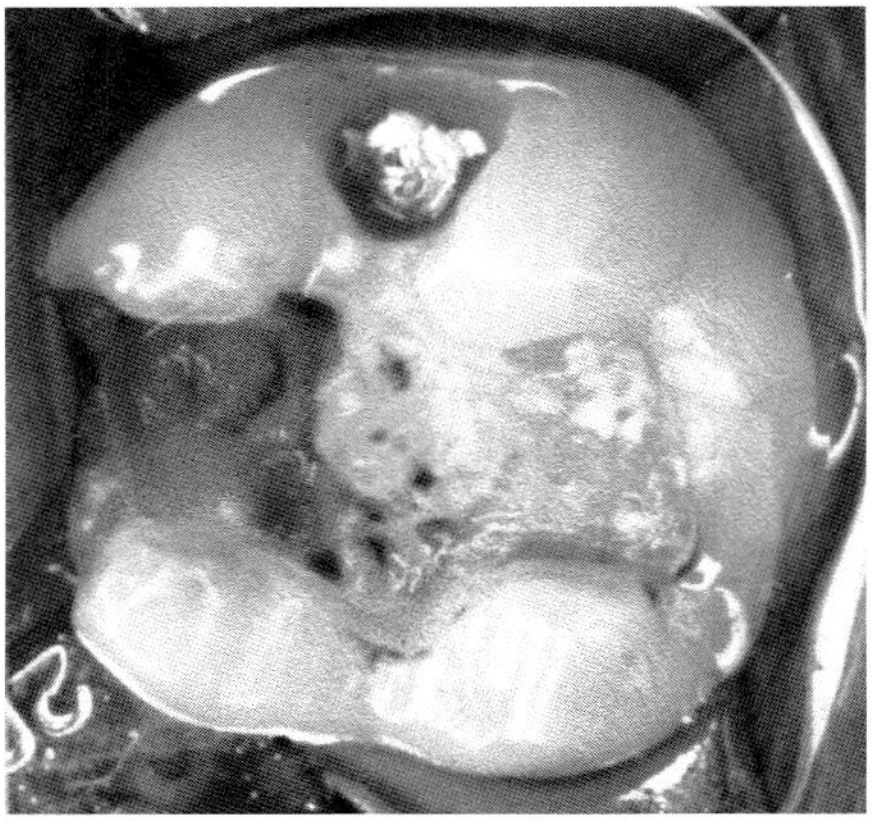

図18　深く、広く進行した二次う蝕。

〈用語解説〉

■ 上皮

生体の最表層に位置する組織。上皮には皮膚、粘膜があり、内部の組織を外からの刺激から守っている。歯ではエナメル質が上皮に相当するが、ほかの上皮と異なり一度大量に失われると再生することはない。

皮が破れて傷を負ったことと同じです。

大学の先生の中には「象牙質のむし歯は創傷（傷）である」と断言している方もいらっしゃいます。

■人工エナメル質を作って象牙質を擬似治癒に導く

一般に傷が治るということは、傷口の血液が固まり、最終的にその下に新しい皮膚（上皮）ができて治るということです。しかし、血液が流れていないために自己治癒力のない象牙質に対しては、上皮に代わるもの、つまり歯の上皮であるエナメル質を人工的に作らなければ、傷口である象牙質のむし歯は治りません。

この上皮の代りとして期待されるのが人工エナメル質です。本章で示したような広範囲のむし歯に対しては、印象採得を行って模型を作り、その模型から窩洞に合わせた修復物を製作して、セメントで付ける治療を行います。

そのような場合でも、露出した象牙質表層から二次う蝕が発症しないように酸を透過させない人工エナメル質を作って（図19）、治癒に導くのです（象牙質コーティング）。もっともこの処置でさえ、生体本来の「治癒」には及びませんから、私たちは「擬似治癒」と呼んでいます。

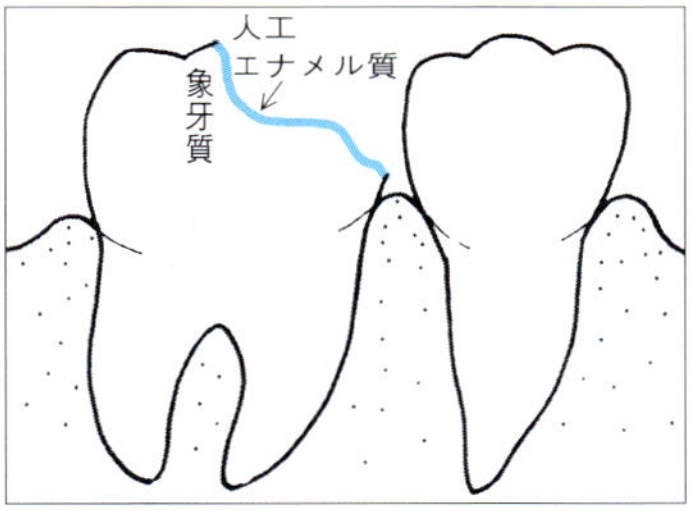

図19　人工エナメル質を作って、生きた象牙質と歯髄を守る。

■象牙質コーティング
むし歯やエナメル質を削ることによって露出した象牙質は傷と同じであると考え、象牙質表面に接着性レジンを拡散・重合させ、人工エナメル質を生成させて、外からの刺激を遮断し、また細菌感染を防ぎ象牙質を保護すること。

麻酔をしなくて大丈夫？

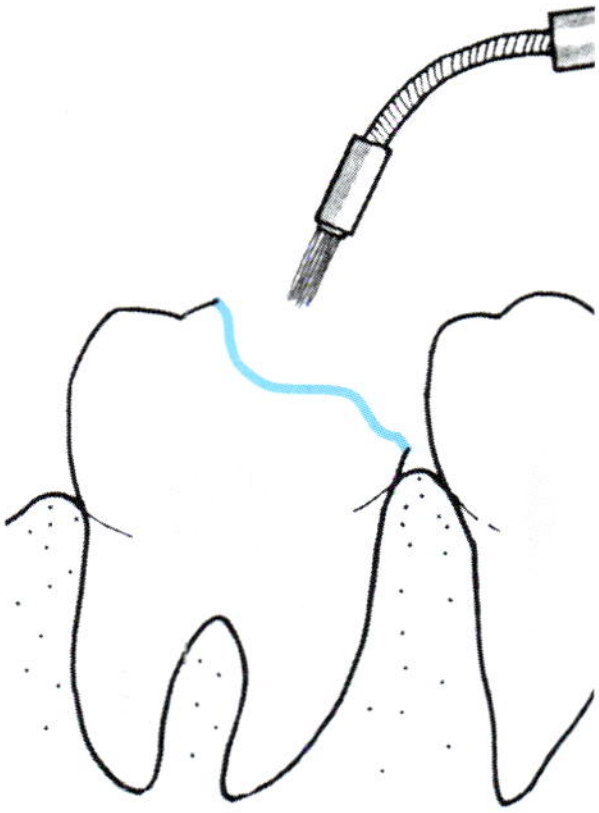

こんな大きなむし歯でも麻酔をしないのですか？

大きくても、小さくても同じです。むし歯の部分は削っても痛くないからです。

でも、ほとんどの歯医者さんは麻酔をしますよ。

それは、今までの処置は健全歯質まで削らなくてはならなかったからです。健全歯質を削る時が痛みを感じるのです。

こういう大きなむし歯だと間接修復法で治療することが多いですね。

クラウンなど、修復物の型を採る方法ですね。

第5章でも説明しましたが、感染歯質を取って人工エナメル質を生成する。ここまでが治療の段階です。この後の修復処置は、「どうしたら、よく噛めるようになるか、清掃しやすいか、審美性がよいか」と言うことが問題になります。

「直接修復法」か「間接修復法」かは、本来むし歯の治

■ 間接修復法
削った結果できた窩洞の印象採得を行って製作した模型を使い修復物を製作し、窩洞に詰める方法。

■ 直接修復法
窩洞の印象採得を行わず、直接人工エナメル質を作り、直接その部分にコンポジットレジンなどを充塡後、固められる材料を詰める方法。

擬似治癒で、治るの？

療とは関係がないと私は思っています。しかし、間接修復法か直接修復法かにかかわりなく、治療の最後の段階に行わなくてはならないのが、人工エナメル質を作ることです。これが作られて本当に「治癒」するのです。まあ、治癒に似た状態なので「擬似治癒」としていますが。

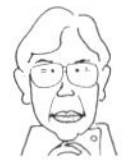

私は、これを理解しないかぎり歯科医師とは言えないと思うのですがねぇ・・・。

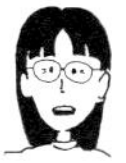

結局、歯もほかの組織と同じと言うことですか？

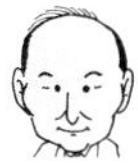

いや、特別であることは確かなのですけれど、何とかほかの組織と同じように治療を完成させたいのです。

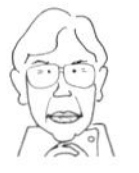

その考え方が結果的にすばらしい成果を生んでいるのではないでしょうか？

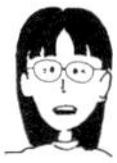

ほとんど削らなくてもよい、麻酔もあまりしない、むし歯になりにくい人工エナメル質を作る。うーん！　接着を使わない治療法と接着を活かした治療法はずいぶん違って見えます。

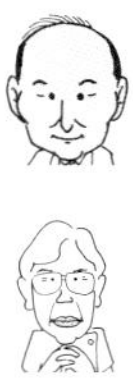

私たちは何とかしてこの考え方を全国に、いや世界中に広めようと頑張っているのです。

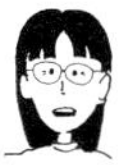

私も微力ながら応援します。ぜひ頑張ってください。

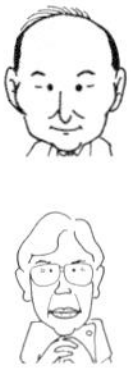

もちろんです！頑張ります。

■　擬似治癒

大量にエナメル質の脱灰が進み、「象牙質まで進行したむし歯」は、自然治癒することはない。しかし人工エナメル質を象牙質の表層に生成させ、これを保護することによって、エナメル質の機能を取り戻すことはできる。しかし、生体本来の治癒とは異なることから「擬似治癒」と呼んでいる。

接着を使わない治療法⑥

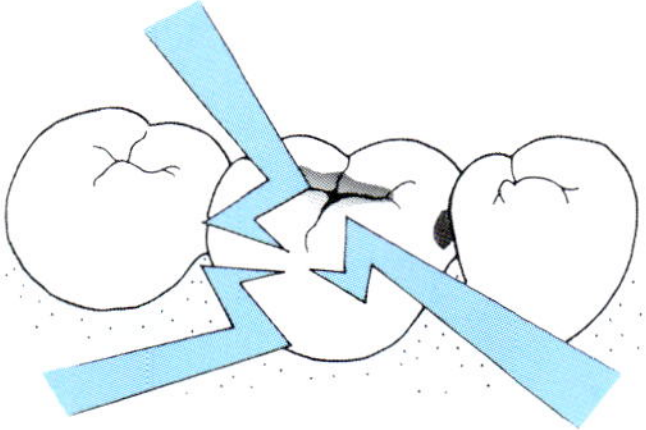

①かみ合わせの部分にも、横にもむし歯ができてしまった。

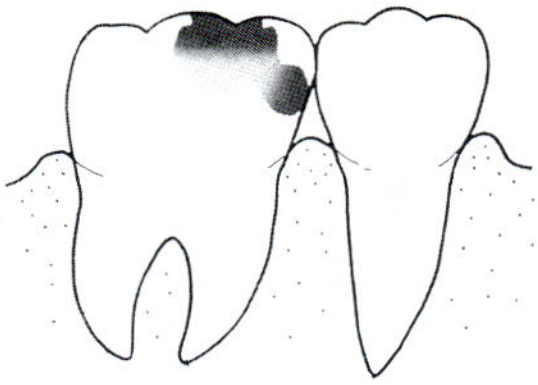

②レントゲンを撮ると、むし歯の部分はこのように見えます。

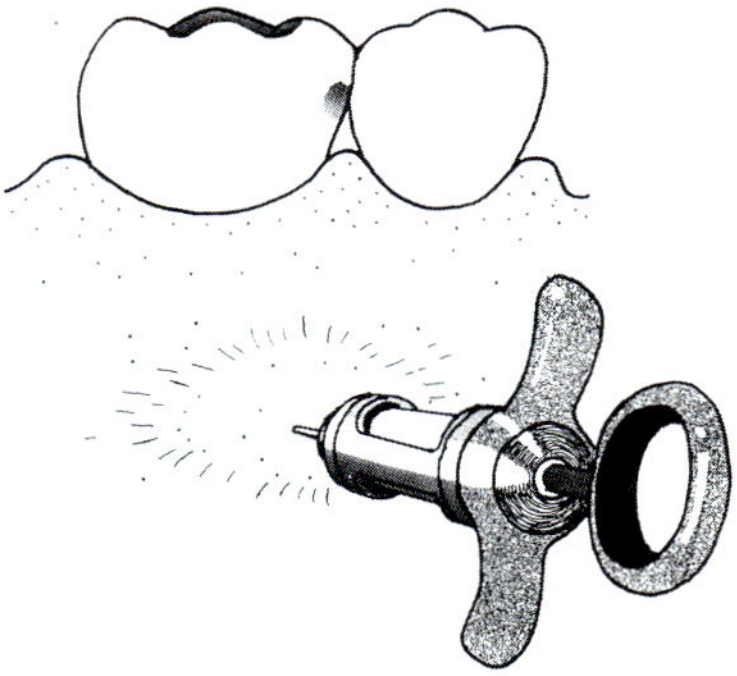

③削る時はとても痛いので、麻酔をすることが多いですね。

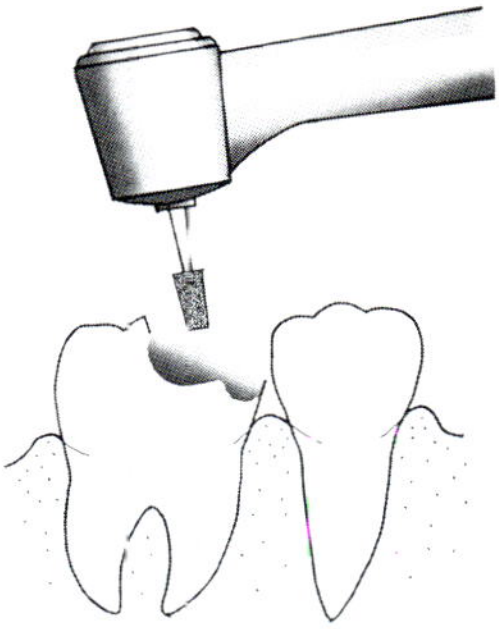

④最初はタービンで、エナメル質を削って、その後は修復物に合うように健全歯質まで削ってしまう。

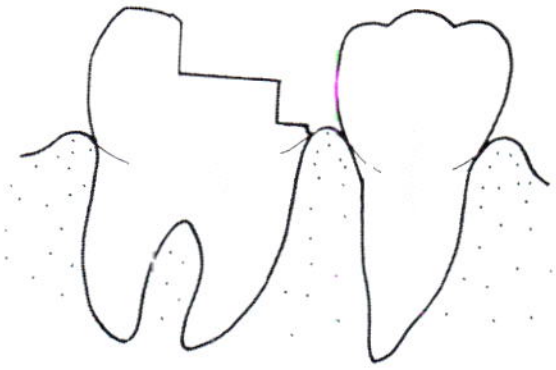

⑤きれいに削れたけど、とっても痛々しい。

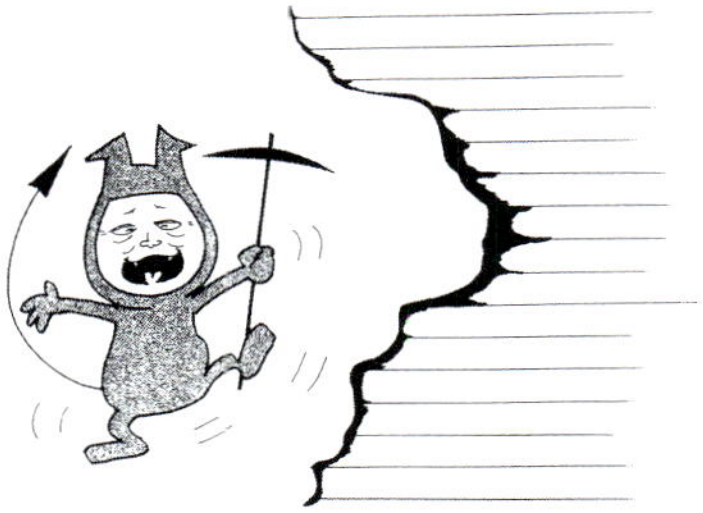

⑥「チャンス！　削りっぱなしの象牙質の中に侵入するのは簡単だぜ」

接着を活かした治療法⑥

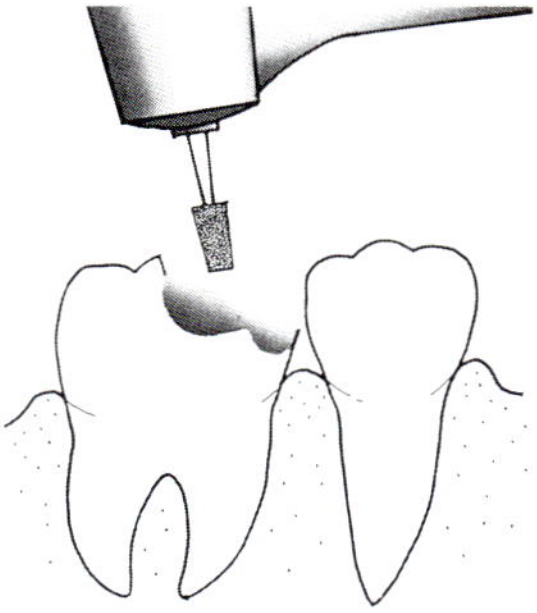

①最初のエナメル質を削ることだけは同じです。

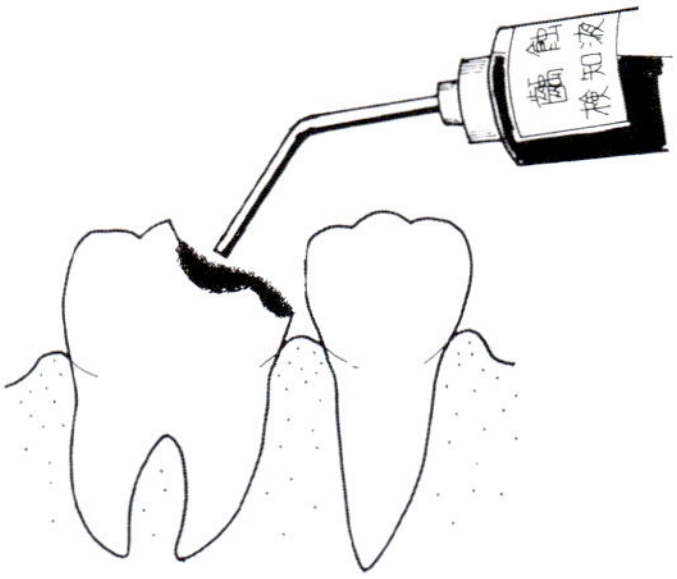

②その後、どこが本当に「むし歯の部分」かをう蝕検知液で調べます。

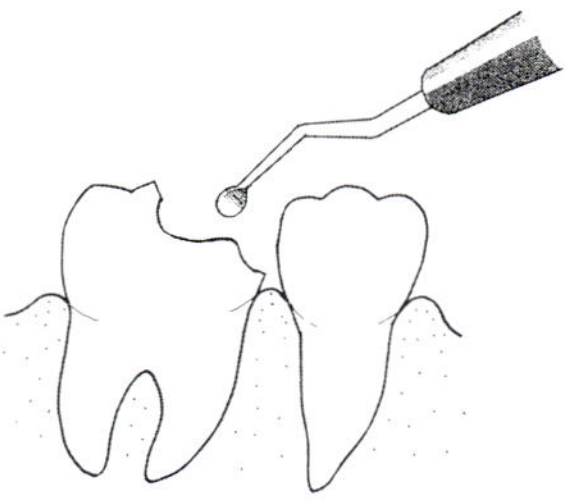

③むし歯の部分だけをスプーンエキスカで取り除く。少しも痛くない。

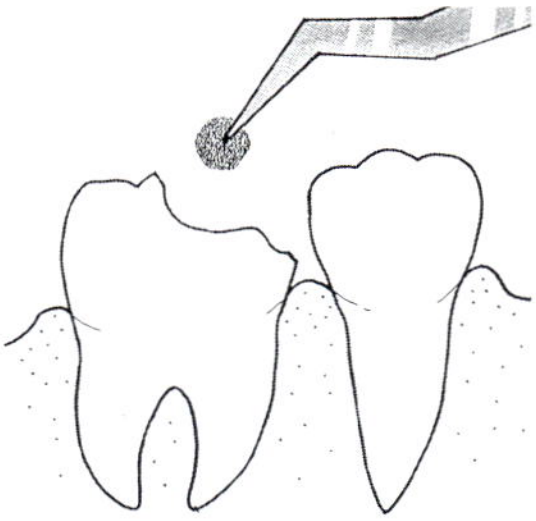

④むし歯の部分が全部取れたら、その上に人工エナメル質を作る。最初は接着性レジンを拡散させる。

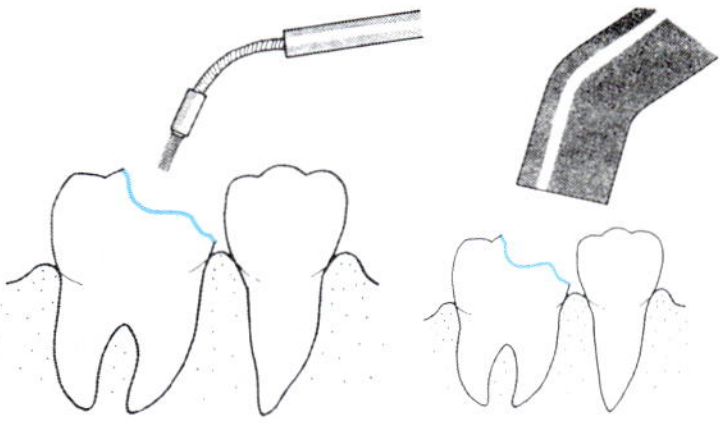

⑤次にコーティング剤を塗って、光で固める。ブルーのラインが人工エナメル質。

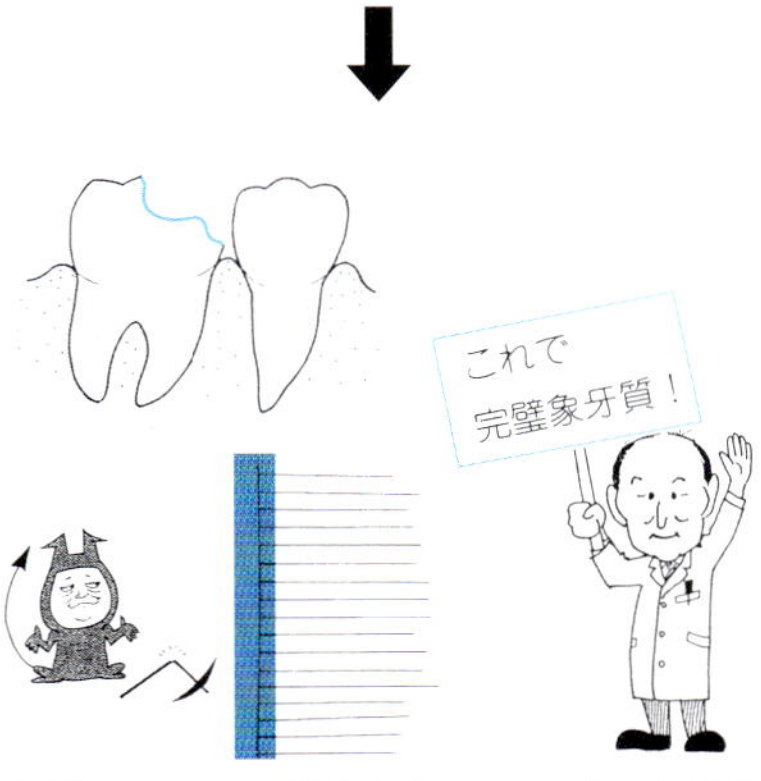

⑥人工エナメル質（ブルーのライン）が完成しました。「おいおい！　これじゃお手上げだぜ」

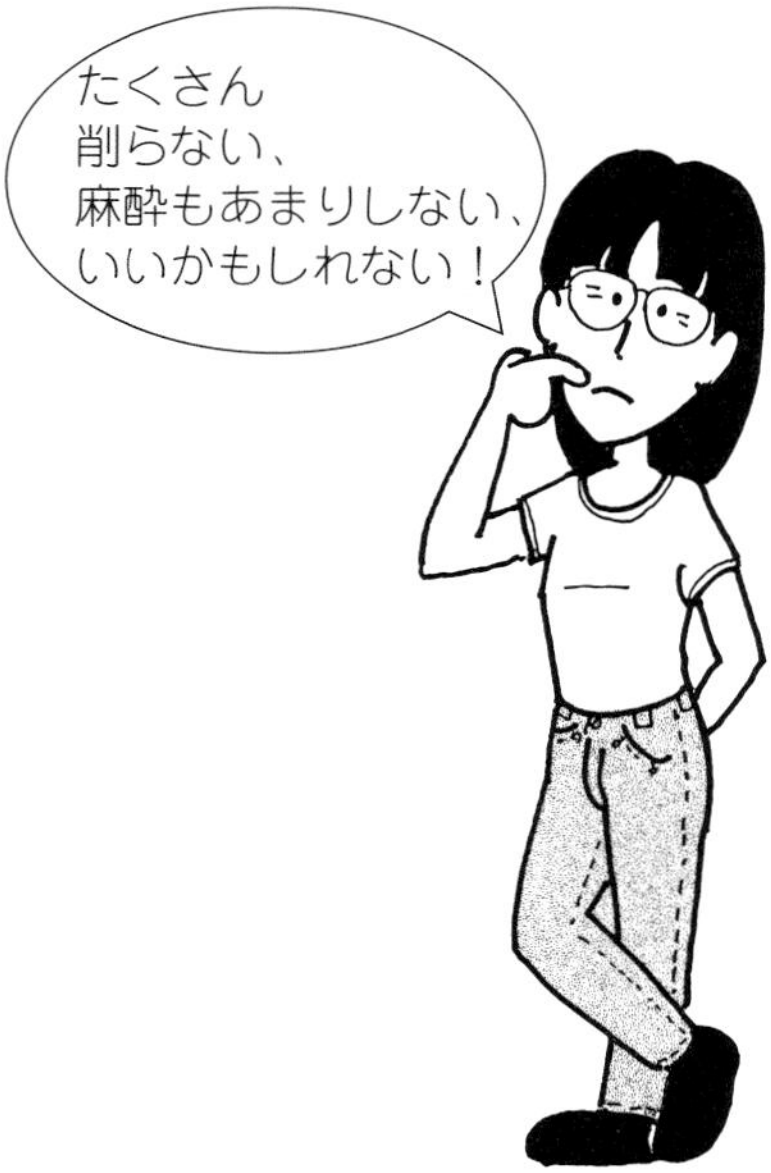
たくさん
削らない、
麻酔もあまりしない、
いいかもしれない！

第7章
人工エナメル質のその後は？

■修復処置はリハビリテーション

人工エナメル質が作られることによって、むし歯は「擬似治癒」となりましたが、その後に残された窩洞をどのように考えたらよいのでしょうか？

むし歯という病気は人工エナメル質が作られたことで擬似的とはいえ治癒したわけですから、この窩洞はもはや病気でなく、事故や傷害によって指や手足を失って、その傷が治った後の状態と同じだと考えたらどうでしょうか？

すると、これは一種の障害で、そこに施す修復処置とは、機能や審美性を回復し、患者の生活の質（ＱＯＬ）の向上を目的とするリハビリテーションの意味を持つと言ってもよいでしょう。つまり修復処置はリハビリテーション医療の一つなのです。

今まではこの区別が曖昧で、修復処置を行うことが、すなわち、むし歯の治療と考えられてきました。むし歯という病気に対して、アマルガムやレジンなどで修復処置を行えば治ると教えられ、信じてきました。

そこには、むし歯が細菌感染の結果であるという初歩的な理解さえ十分ではなかった観があります。

とくに印象採得を行って修復物を作る処置である間接修復法の場合にその傾向が強く、インレーやクラウンなどの修復物を歯にぴったりと合わせるために、歯を削る方法、印象採得法、模型の製作法など、精密な修復物をきちんと作ることが歯科医療の教育、研究の中心であるかのように思われてきました。

〈用語解説〉

■　生活の質（ＱＯＬ）

Quality of life の略。国民の高齢化に伴い疾病構造が変化し、急性疾患の罹患よりも慢性疾患が増加している。この慢性疾患を治療する際に患者の生活の質を向上させることが第一に考えられるべきだとする意見が提唱され、以来、この語が広く使われるようになった。

■接着歯学のむし歯治療と修復処置

その結果、むし歯とは無関係な健全歯質が修復処置に使用する材料の性質と加工法の制約から大量に削られ、歯髄にまで感染が進行してしまう危険性を生み出してきたのです。

しかし、一生懸命「ぴったり」と合う修復物を作っても、そのことが二次う蝕の防止とは関係ないことが明らかにされてきました。さすがに、こうなれば、「むし歯の治療は単に削って、詰めればよい」と言う考えは、当然、見直されなければならないと思います。

むし歯治療は、まずむし歯に侵されている歯質を取り除き、無菌的になったところで、その上に人工エナメル質を作って露出象牙質を擬似治癒させるのです。その後、窩洞を適切な材料で修復処置して機能回復を図ります（図20）。

このむし歯治療と修復処置のどちらにも近年の接着歯学の技術がおおいに貢献しているのです。

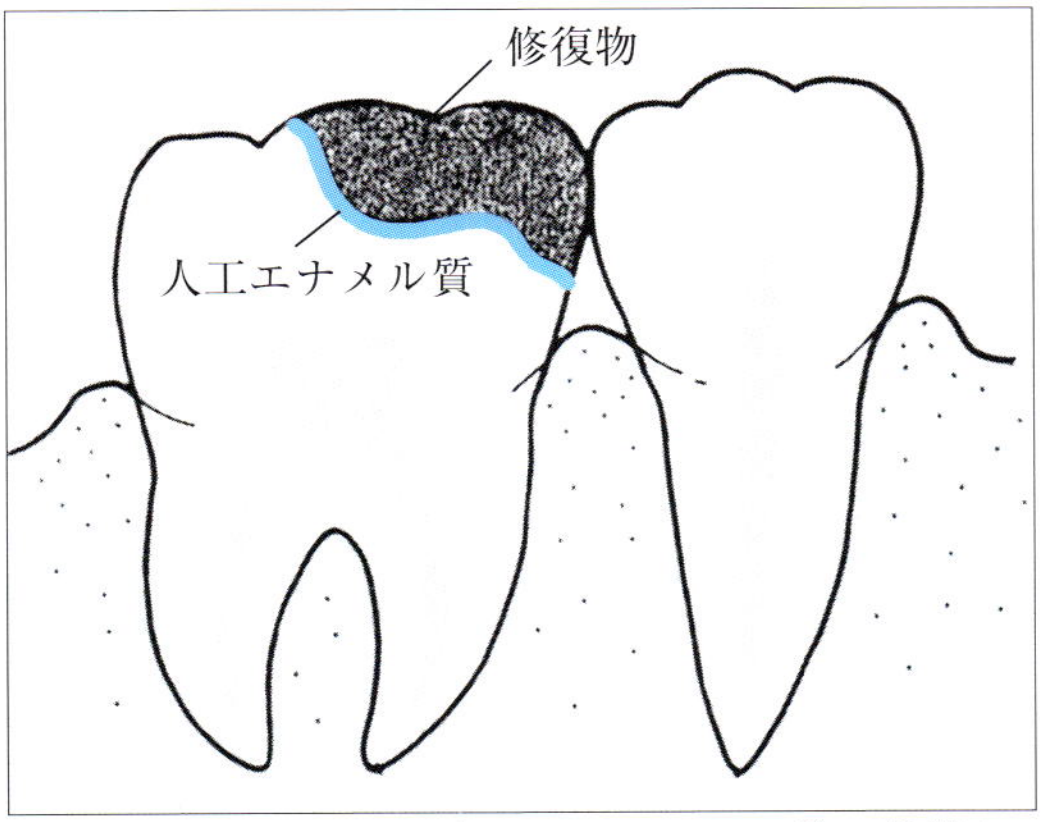

図20　露出した象牙質は人工エナメル質で保護し、その上に修復物を接着する。

■　リハビリテーション

障害を持つ人が社会復帰を目的に、機能回復に努めること。それを支える医療関係者により行われる行為をリハビリテーション医学という。歯科における歯の欠損を障害として捉え、リハビリテーション医学の一つとして対処しようとする考え方もある。

かしこい患者になるために⑦

ぴったり合った修復物！

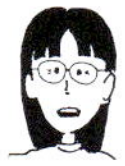

そうですか！　ぴったりと合った修復物を入れてもむし歯になることがあるのですね。

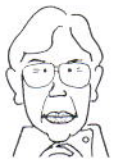

はい、そのとおりです。ぴたっと適合した修復物のほうが有利なことは確かですが、今まで考えられていたように、それが、むし歯を防ぐ手段とはならないということです。

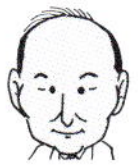

サヤカさん！　むし歯の原因は何でしたか。そう細菌が作る酸ですね。修復物がぴったり入っていると言っても、細菌が産生する酸が侵入するには十分な大きさの隙間があります。だから細菌の塊であるプラークを取り除かなくては、むし歯の発症は防げないと説明したはずです。

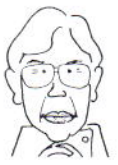

それがいつの頃からか、ぴったりと合った修復物さえ作れば、すべてが解決すると考えてしまったのが間違いの原因ですね。

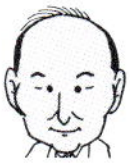

肉眼で見てのぴったりが、歯科医師の限界ですから、細菌は相手にしてこなかったと言うことでしょう。ヤスダ先生は大学でそう教えていたのではないですか。

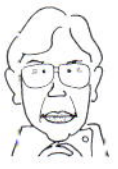

恥ずかしながらそのとおりです。しかし、接着歯学を勉強して、ずいぶん多くのことが見えてきました。

むし歯は治療する部分と修復する

■ 適合

修復物が削った歯面を適正におおって、密着している状態。本書の中でも解説しているが、修復物と歯面の適合が悪いと、そこにできた隙間から二次う蝕が発症する可能性が高いが、「修復物と歯面との適合精度が高ければ、二次う蝕の防止には有利であり、また同時にプラークがたまりにくく、清掃性もよいことから歯周病に対しても、とても有利」である。

油断大敵、二次う蝕！

部分の二段階がある病気ということ、そして歯科医師が医者として行うべきことは前者であり、後者は患者さん自身が決めることだと思います。

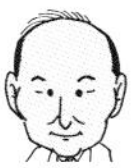

人工エナメル質の発見が治療と修復処置の違いをはっきりさせてくれたのです。

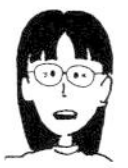

歯医者さんに病気の部分を治してもらったら、その後の処置は自分で選択できるなんて素晴らしいですね。

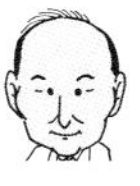

そのために歯科医師は、どういう歯科用材料がどのような性質を持ち、それが口の中でどんな働きをするのかなどを、きちんと説明できなくてはいけません。

もちろんサヤカさんも、「すべて先生にお任せします」なんてことのないようにしてください。「すべての健康は自分で守るのだ」と言う考えが必要ですね。

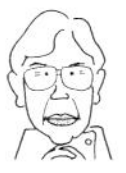

私たち歯科医師も患者さんとともに病気に対処していくのだという姿勢が必要ですね。

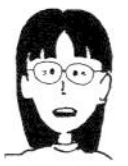

でも歯医者さんのイスに座ってしまうと、何も言えなくなってしまうのです。

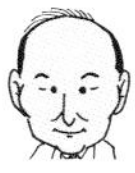

きちんとした説明を聞き、その内容を納得したうえで治療を受ける。これは歯科だけの話ではなくお医者さんを受診する時の最低条件ですよ、サヤカさん。

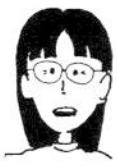

私も治療の受け方について考えなくては・・・。

■ 歯科用材料

むし歯や義歯の製作などに使われる材料。金合金、銀合金、コバルトクロム合金などの歯科用金属材料やコンポジットレジン、義歯床や人工歯の材料として使用される歯科用レジン材料、審美的な要求を満たすための歯科用セラミックス材料などがある。

いずれも口の中で使用され、生体に対して害のないことや酸に侵されることがないなどの性質が要求される。

接着を使わない治療法⑦

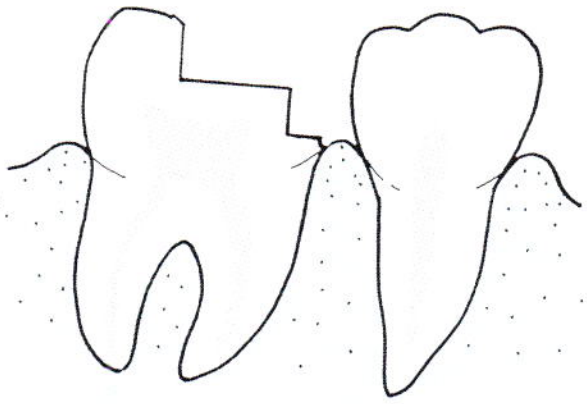

①こんなに削っていいのかな？

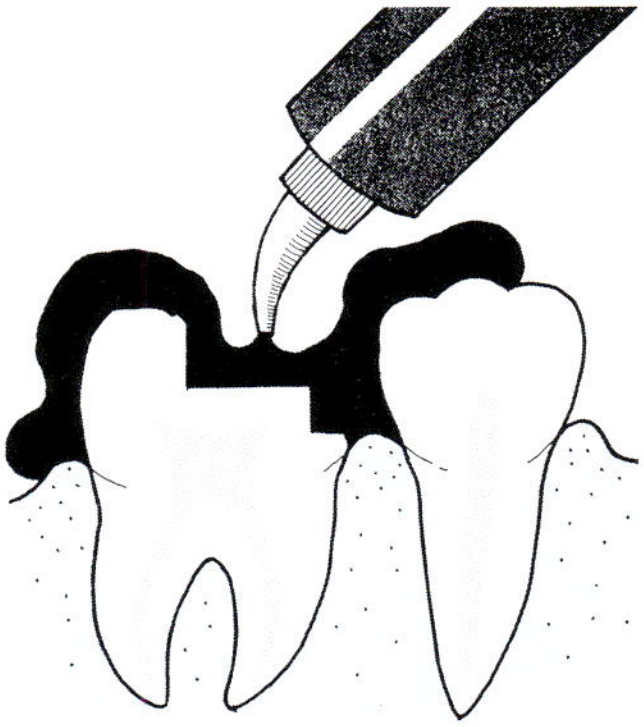

②修復物の印象採得をする。これはとても重要な作業です。

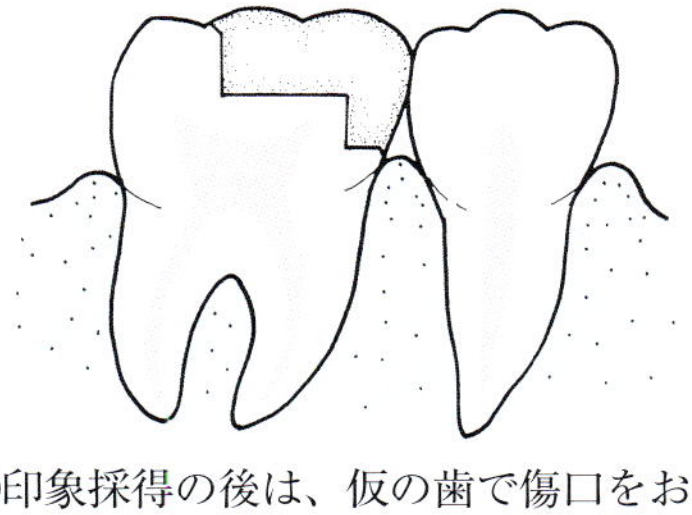

③印象採得の後は、仮の歯で傷口をおおっておきます。

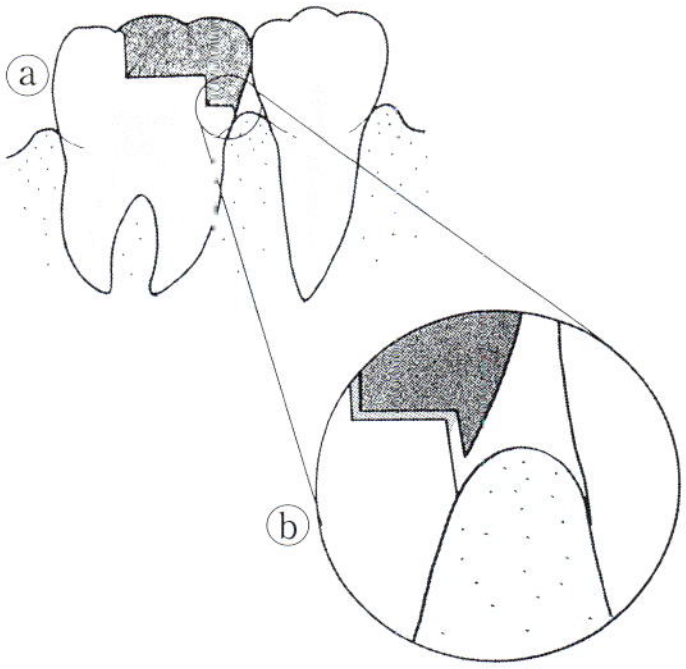

④ⓐ：インレーを入れました。ⓑ：拡大図「よく見れば端のところが合っていないな」

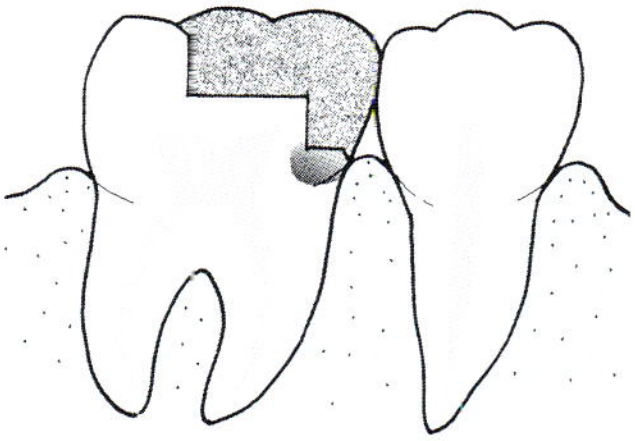

⑤インレーの下から二次う蝕発症。

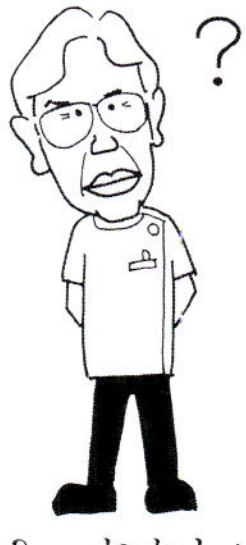

⑥「またむし歯？　おかしいなぁ、あんなにきちんと作ったのに」

接着を活かした治療法⑦

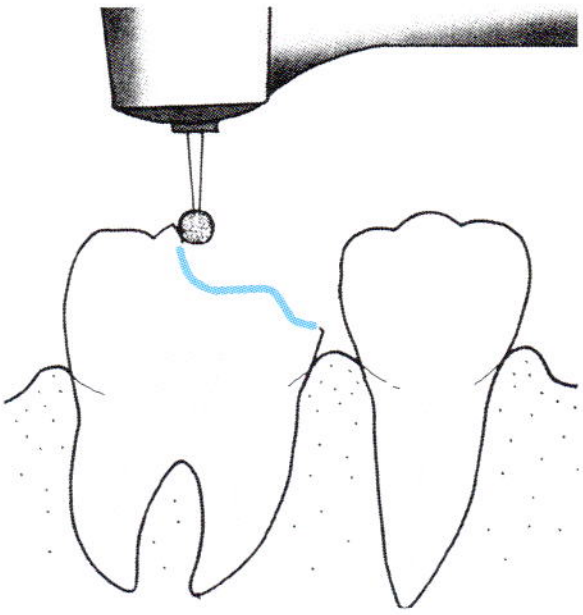

①エナメル質の部分を修整。象牙質は人工エナメル質（ブルーのライン）がカバーしているので安心。

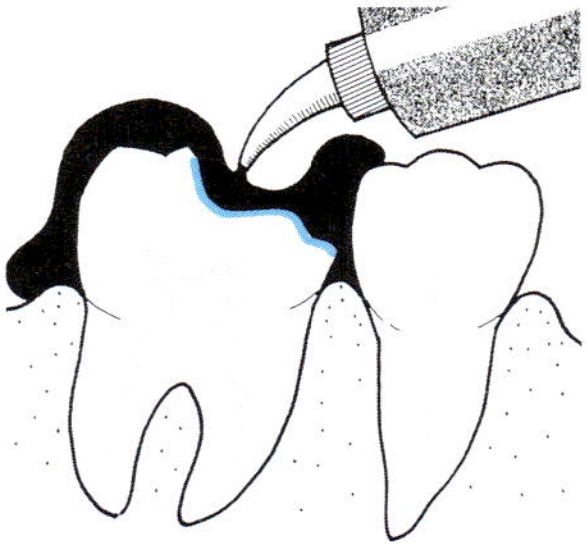

②削った後の形が単純だから印象採得も簡単！

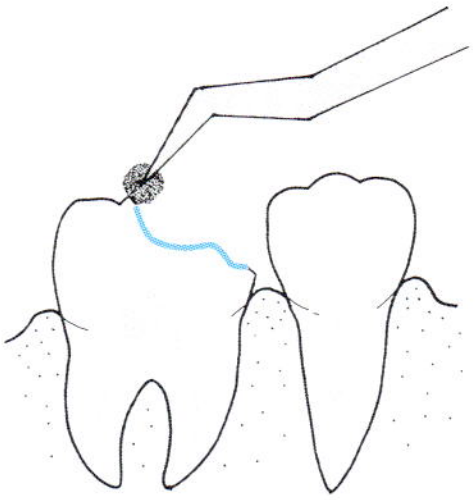

③人工エナメル質（ブルーのライン）の上にインレーを入れる準備。エナメル質を処理する。

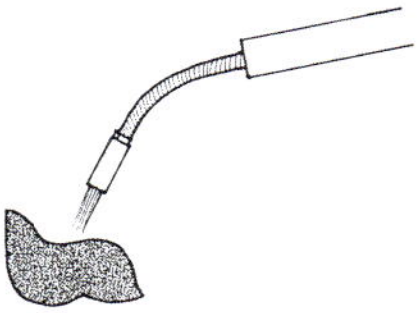

④接着する前の準備。インレーの内面も処理をしておく。

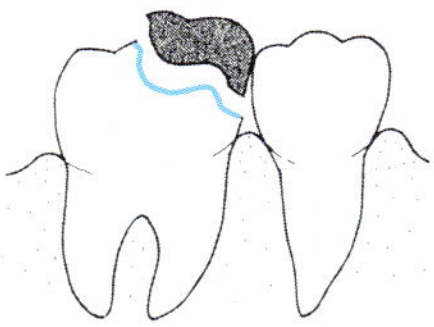

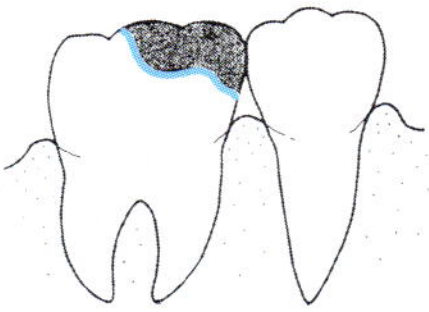

⑤これを接着性レジンで人工エナメル質（ブルーのライン）に接着する。

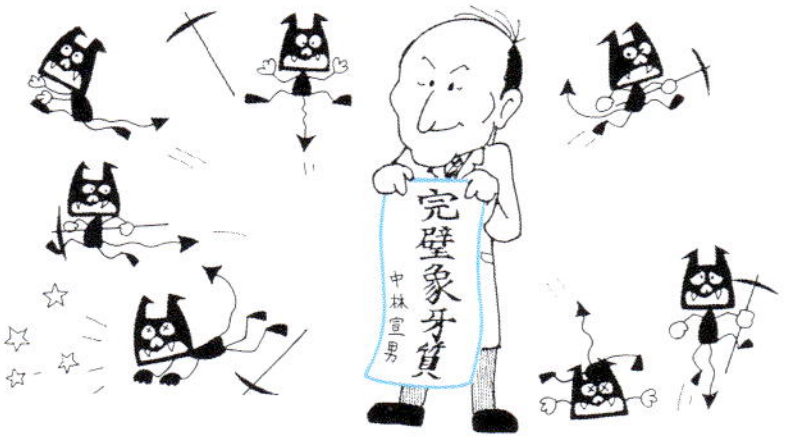

⑥「こうすればむし歯にならない。これで完璧皆さんの歯ですね。ウフフッ」

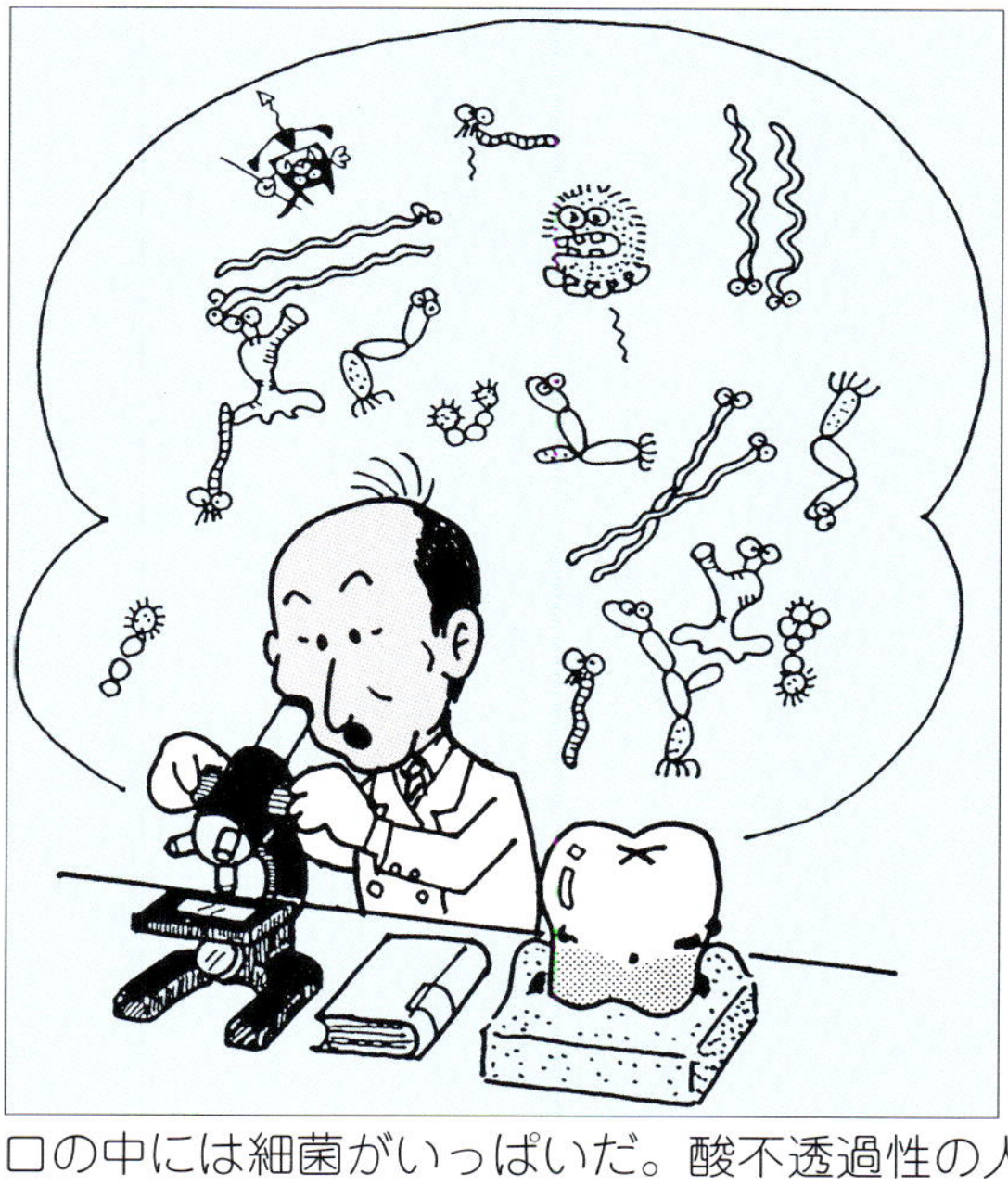

口の中には細菌がいっぱいだ。酸不透過性の人工エナメル質がないと二次う蝕になるわけだ！

第8章

抜髄されてしまった歯はどうなるの？

■抜髄された歯は枯れ木と同じ

私たちは「抜髄された歯は死んだ歯で生き返らない」という基本的な考え方を持っていて、さらに「抜髄をするということは歯を死なせてしまう」と考えています。抜髄された歯は失活歯となります。つまり枯れ木と同じで、やがては朽ちて崩壊、抜歯への道を辿《たど》ることになるのです。ですから、歯を失活歯にしない、すなわち「象牙質を露出させない、エナメル質を守る」と言うことの重要性を読者の皆さんに理解してもらいたいのです。

今日でも歯科における処置の多くが、エナメル質を削ったために生じた障害の後始末に終始していると考えています。そして、世の中には多くの失活歯を抱えた人々が大勢いるのも事実です。いずれ抜歯になるといっても、ただ手をこまねいて見ているわけにはいかないことも確かです。そこで、本章では、残念ながらも失活歯となった歯を、どのように長持ちさせるかについて考えます。

■歯根が割れて、抜歯となる

前にも説明しましたが、抜髄された歯は枯れ木と同じで、とても脆く、噛むときの力(咬合力)で割れてしまうことが頻繁に起こります。そこで、歯の周りをぐるりと削ってクラウンをかぶせ、歯が割れるのを防ぐのです。しかし、抜髄された歯は、ほとんどの場合、残っている歯質が少なく、クラウンを支えることが困

〈用語解説〉

■ 支台築造

大きく崩壊した歯をクラウンで修復する際、土台となる歯を削って、クラウンをかぶせやすいような形にすること。削ってできた窩洞には金属で製作された支台築造体(メタルコア)やアマルガム、レジンなどの修復物が入る。

難になっています。こういう場合は、クラウンを支えることができるように残っている歯質の上にアマルガムやコンポジットレジンなどを盛り上げて歯の形態を修復します。これを「支台築造《しだいちくぞう》」と呼んでいます（図21）。

　この支台築造を行うために歯根の部分の中（根管）に窩洞を形成し、そこにメタルコアを入れる場合もありますが、このメタルコアによって根管自体が割れてしまうこともあります。抜髄したために歯根が割れてしまい、結局、抜歯になってしまう。痛いからといってすぐに抜髄することの危険性がよく理解できると思います。

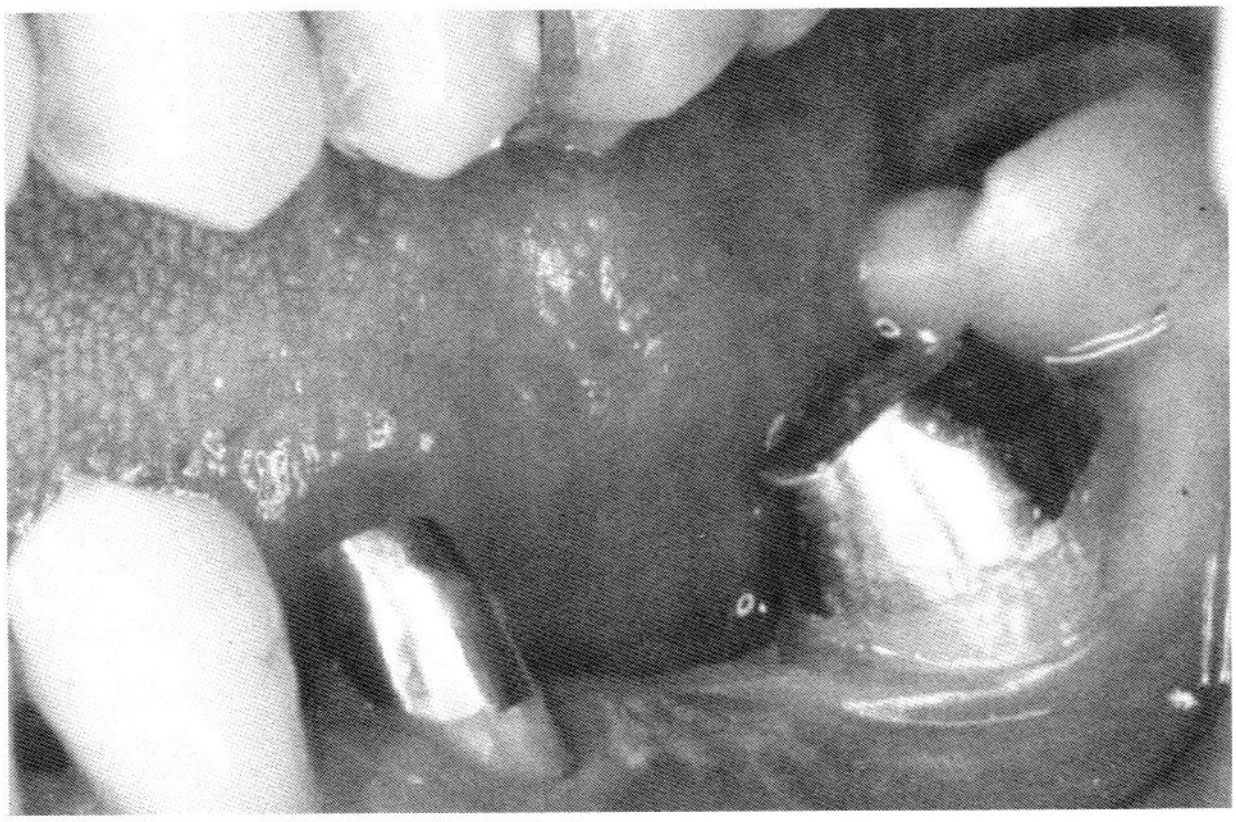
図21　失活歯を土台とした支台築造。歯根が割れることも。

　しかし、人工エナメル質を活用する治療法に信頼性が持てるようになった現在、歯髄がない失活歯といっても修復物はクラウンである必然性が少なくなってきました。

　つまり修復物に合わせた支台築造を行うこともなく、歯根の歯質をできるだけ多く残す処置が可能となりました。次の【接着を活かした治療法】では【接着を使わない治療法】と比べ、歯根の処置が異なっていることに気が付かれるでしょう。

■ 根管

歯根の中央にあり歯髄を含んでいる象牙質で作られている管。抜髄された後は支台築造体を維持する穴として利用されることが多い。

かしこい患者になるために⑧

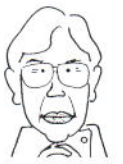

できるだけ失活歯にしないというのが私たちの主張なので、ここで失活歯の上に作る支台築造を取り上げるのも変な話なのですが・・・。

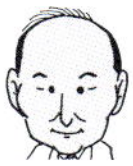

そうですね。今の状況を打破するには、失活歯にならないように、患者さんと歯科医師がともに努力するしかないと思います。すでに、失活歯にしないことが可能な時代になっているのですから。

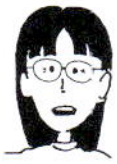

失活歯は枯れ木と同じというのは本当ですか？

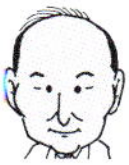

本当です。なぜなら、歯に生命を送り込んでいた歯髄がなくなってしまうからです。樹木にたとえれば、根を切られ栄養分を吸い上げることができなくなってしまったことと同じです。

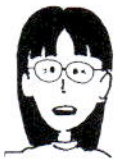

それでも、歯は口の中に残すことができるのですか？

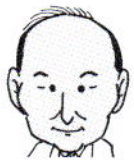

はい、歯の中は死んでしまっても、プロローグで説明したように、歯は歯根膜によって骨と結合しているので、失活歯になっても「そこそこ」使えるのです。

しかし、「命のある歯（生活歯）」ではなくて、歯の形をしているが「死んだ組織」であり、「そこそこ」使えるだけなのです！　サヤカさん。

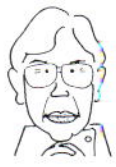

失活歯にしないことが一番ですけれども、もしなって

抜髄したら、痛くない！

■ メタルコア
金属で製作された支台築造体。歯の崩壊の程度が大きい時、根管に穴を開け、メタルコアの先端（メタルポスト）をその根管の穴に入れて固定する。

本当に、それでいいの？

しまったら、これに対しても人工エナメル質を作る処置がよいですね。失活歯のほうが、なおさらむし歯になりやすいですから、私は失活歯に対しても人工エナメル質を作らねばならないと考えています。

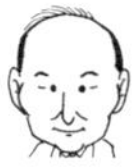

日本ほど失活歯を利用している国はありません。考えようによっては、よいことなのかもしれませんが、安易に失活歯にしてしまっているのが現状ではありませんか？

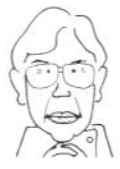

またまた、歯科医師の１人としては耳の痛い話です。ただ、そういうことも「無きにしもあらず」で、修復物を入れるのに都合が悪いと、比較的安易に抜髄をしてしまう歯科医師がいることも確かです。何しろ抜髄をすると、たちどころに痛みを感じなくなります。

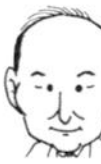

そういうことをなさるから、歯科医師は信頼を失ってしまうのですよ。修復物を入れるために抜髄するなんて、私に言わせれば「本末転倒」です。

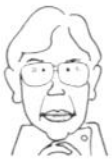

スミマセン・・・。以後気を付けます。

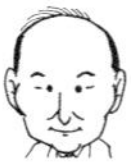

困ったことには「先生、神経を取ってください。痛くてたまらないから」「神経を取ったらすっきりした」などと言う人々もいることです。歯科医師も含めて歯の命を大切にする気持ちがない人が多すぎます。

■ 生活歯

歯髄が生きている歯の総称。歯髄が生きているので、エナメル質がなくなり象牙質が露出すれば、削った時や外からの刺激に対しては痛みを感じる。これを防ぐには刺激不透過性の人工エナメル質が必須である。

接着を使わない治療法⑧

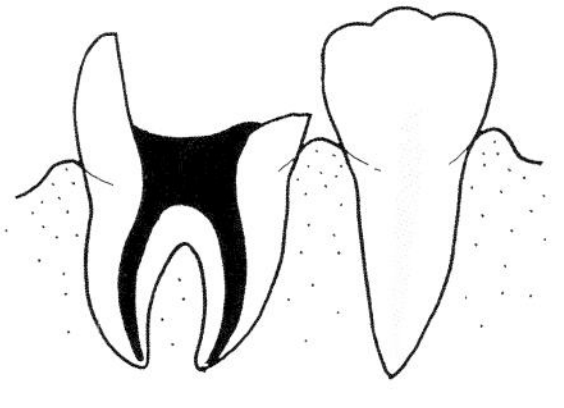

①歯髄を取って、根管部分の治療が終了。歯質がなくなっているところが、とても大きいので、クラウンをかぶせる予定。

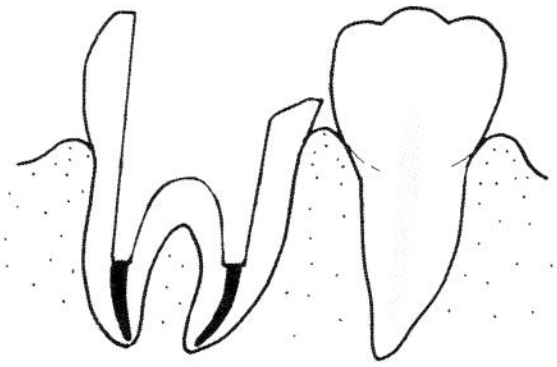

②その前に支台築造をする。「根管の奥深くまで長さを伸ばさないと取れちゃうぞ！」

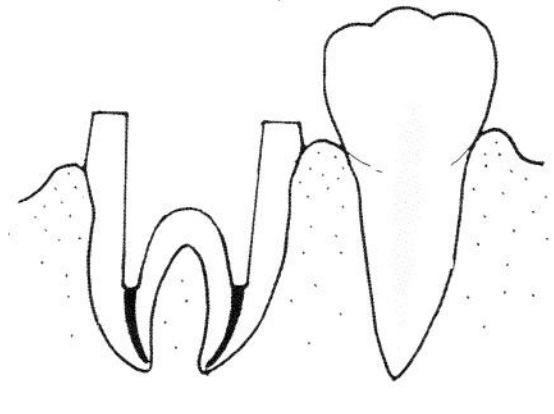

③「よし完成！　あれれっ、歯がほとんどなくなっちゃったなぁ」

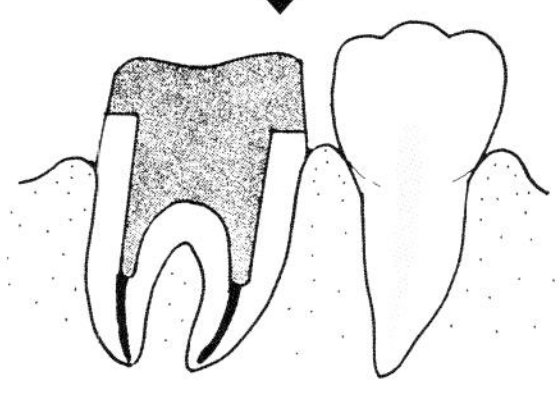

④ここに金属製の支台築造体(メタルコア)を入れる。「ほとんど問題なし！」

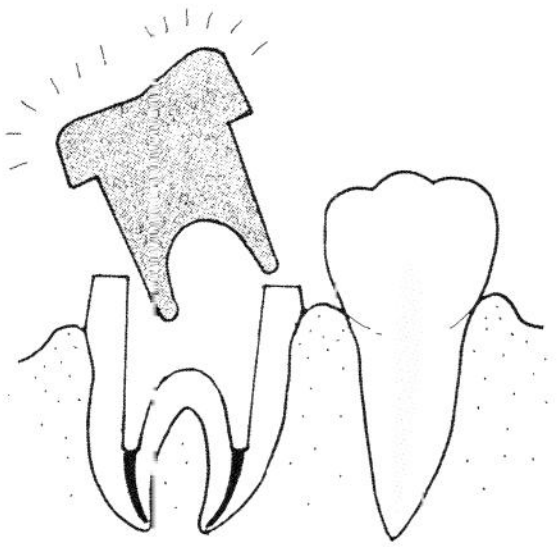

⑤「なに！　メタルコアが取れちゃったって？」

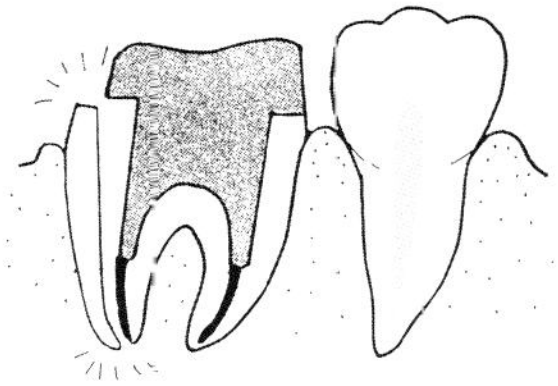

⑥「こんどは歯根が割れただって？」

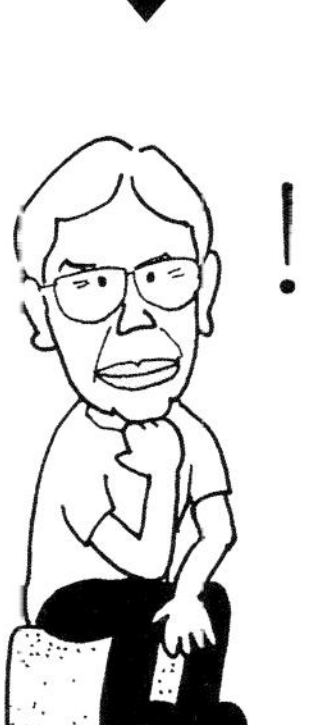

⑦「治しているんだか、壊しているんだかわからなくなってしまったよ！」

接着を活かした治療法⑧

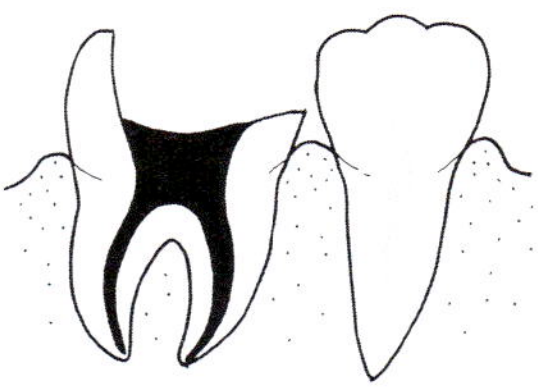

①根管部分の治療が終了。ここまではすでに患者さんが治療を受けているので、【接着を使わない治療法】と同じ。

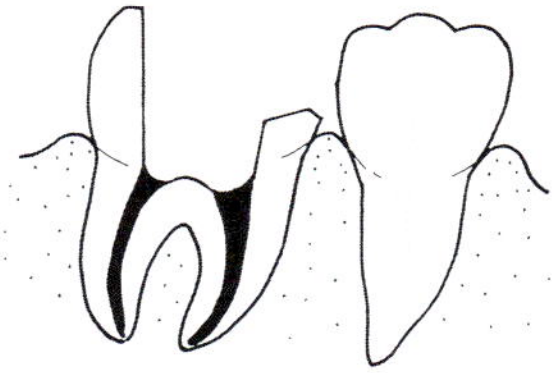

②接着するならクラウンにする必要はない。

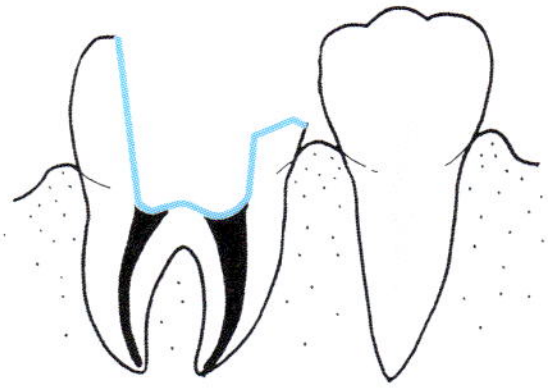

③失活歯でも人工エナメル質（ブルーのライン）を作ると歯の寿命が延びる。

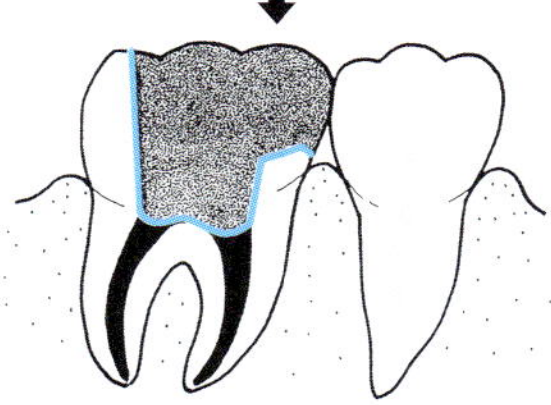

④ここにインレーを入れて、接着性レジンで人工エナメル質（ブルーのライン）と接着する。「これは簡単！　そしてこれで完璧皆さんの歯！」

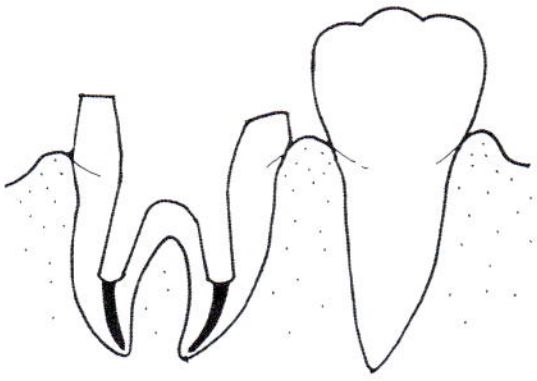

⑤もし支台築造をするにしても、【接着を使わない治療法】に比べ、削る量は少なくてすむ。

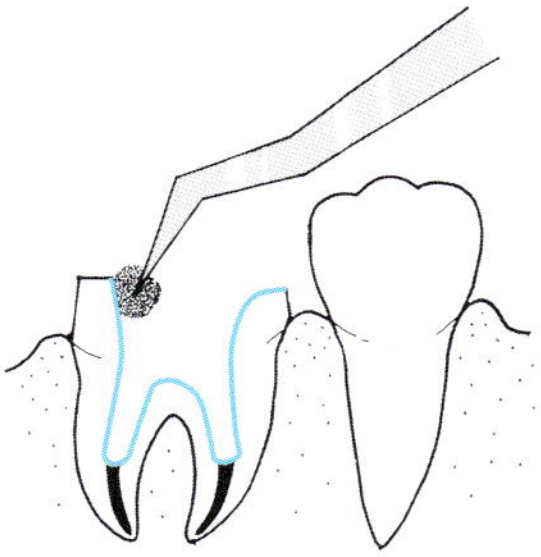

⑥象牙質表面に人工エナメル質（ブルーのライン）を作る。

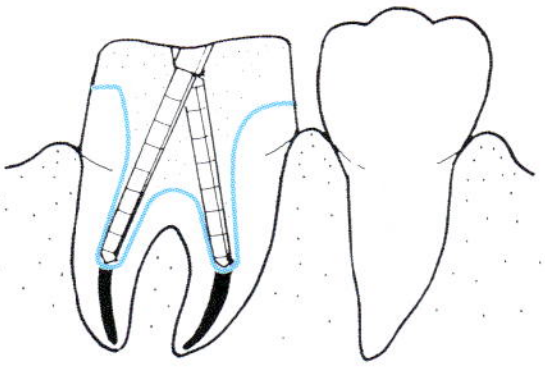

⑦金属やプラスチック製の心棒とコンポジットレジンで形態を回復。「これで歯根が割れる心配が少なくなった！」

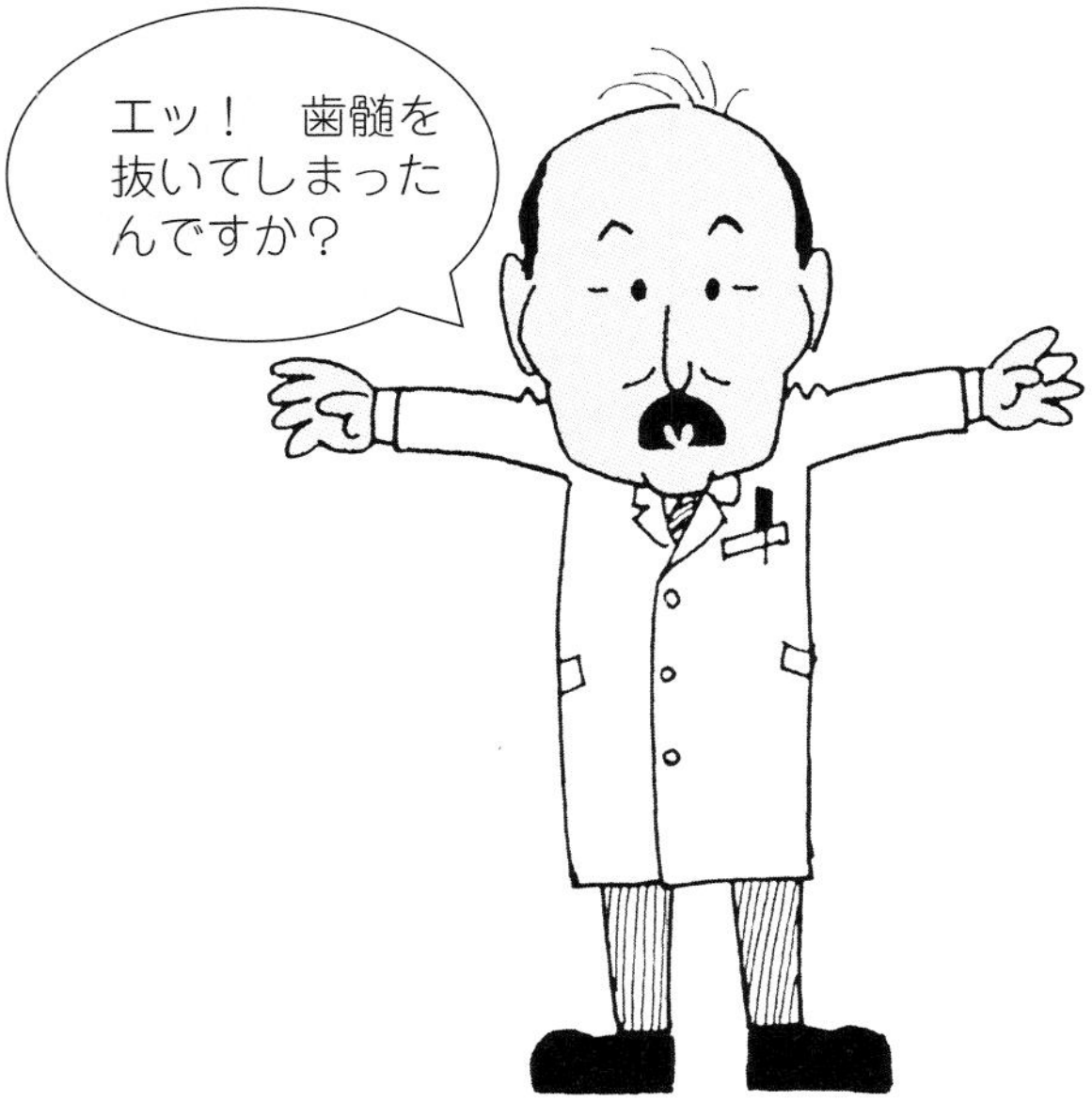
エッ！　歯髄を抜いてしまったんですか？

第9章

大きなむし歯もインレーで修復

■クラウンとエナメル質の保護

歯の多くの部分でむし歯が進行すると、今までは歯の周りをぐるりと削り、修復物をかぶせるのが普通でした。どうして歯質を多く削るのかと言えば、それはいくつか理由があるのです。一つは歯質が大きく崩壊してしまうと修復物は大きなクラウンとなり、それを残った歯にくっ付けるのですが、そのためのよい接着剤がなかったからです。だから健全歯質まで削ってクラウンが歯からはずれないようにしたのです。

さらにもう一つの理由としては、抜髄した後に支台築造した歯はとても脆く、すぐに割れてしまうことがありました。そのため、周りを削って、クラウンで残った歯質をおおうことによって、ちょうど桶の「たが」をはめるような状況を作り出していたのです。ですから、抜髄した歯の修復物の多くは、クラウン以外に選択肢がなかったと言っても過言ではありませんでした。

クラウンでおおった場合、中の歯が外から少しでも見えると、むし歯になるという理由で歯肉より下のほうまで歯を削ります。しかし、このことで、さらにエナメル質を失い、また人工エナメル質を知らなかった時代では、結果的に二次う蝕が発症しやすくなってしまいました。

クラウンを永久修復としてははずれないように、歯を全部隠して、むし歯を防ごうとした試みが、歯を保護するために最も大切なエナメル質を犠牲にしていた、とは歯科医療関係者は夢にも思いませんでした。

〈用語解説〉

■ 永久修復

むし歯やむし歯を削ったことで失われた部分に、クラウン、インレー、アマルガムなどの金属やポーセレンクラウン、コンポジットレジンなど耐久性の高い材料と歯科用セメントを使って修復し、半永久的な効果を期待した歯の修復処置。人工エナメル質を知らなかった時代の言葉。

■むし歯だけを取り除き、修復する

さてこのように歯の多くの部分でむし歯が進行していても、接着歯学の技術を使えば、今までの【接着を活かした治療法】で述べてきたように、むし歯の部分だけを取り除き、接着性レジンを使って人工エナメル質を作り、その上にコンポジットレジンやインレーなどの修復物を接着できるのです（図22）。

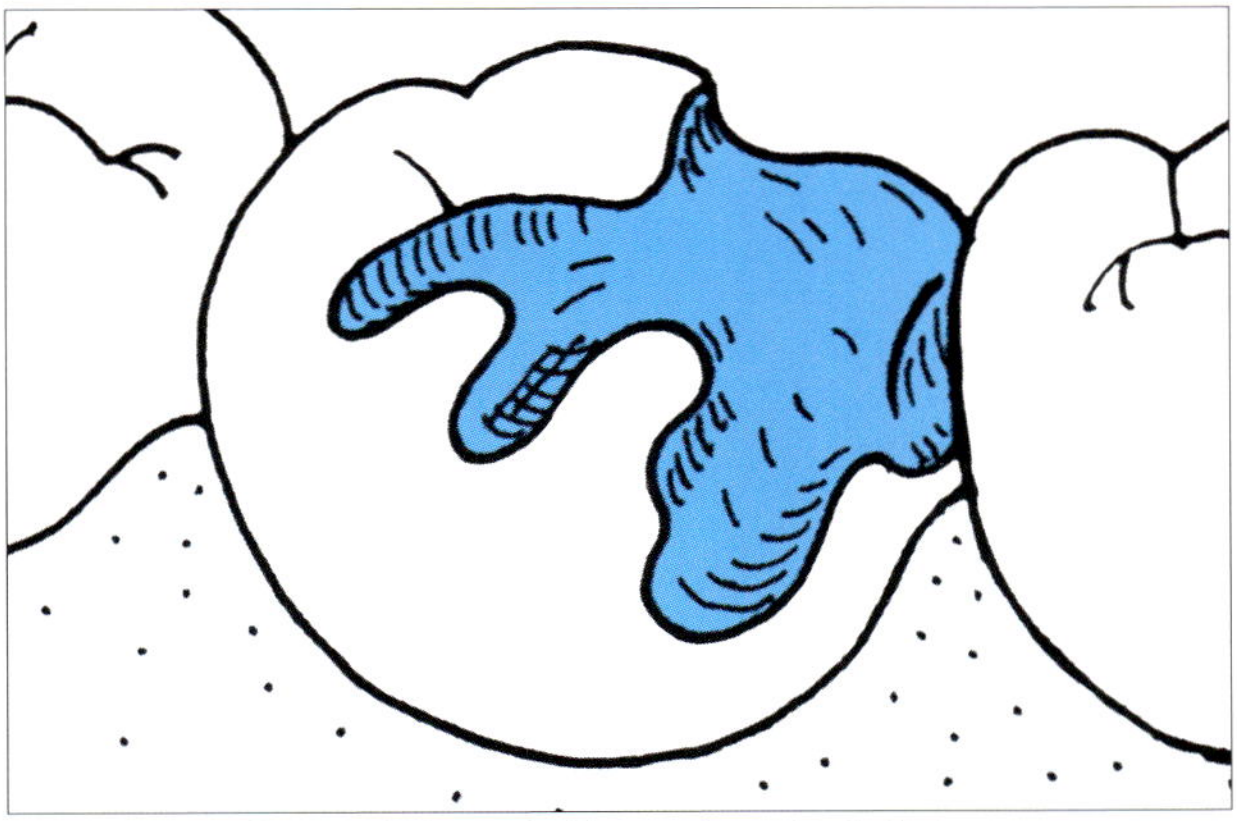

図22　むし歯だけ削り、歯質はできるだけ残す。

現在、歯科治療で使われている多くの接着性レジンは、ほとんどの歯科材料を接着できるので、歯質を多量に削り、クラウンでおおうという考え方も、今では不要となり、むし歯によって失われた部分だけを修復するのだという、本当の意味での「リハビリテーション」の考え方に変わってきました。

人工エナメル質を活用する【接着を活かした治療法】では、むし歯が歯の多くの部分に進行していても、クラウンを使わず、むし歯だけを取り除いた部分にインレーを入れたり、コンポジットレジン充塡をしたりして修復されます。

■　コンポジットレジン充塡
むし歯の部分を取り除いた後、接着性レジンで人工エナメル質を作る。さらに歯質の失われた部分にコンポジットレジンを直接詰めて、そこに光を当て、コンポジットレジンを固めて修復すること。

かしこい患者になるために⑨

もっと知りたい接着歯学

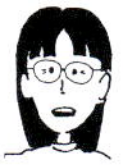

同じ大きさのむし歯なのに、治療法によってずいぶん違った結果になるのですね。

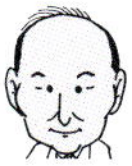

それが科学の進歩というものであり、できるだけ削らずに治療することは、私たちの願いでもあります。

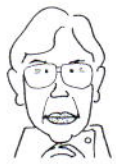

もちろん、これには人工エナメル質を露出した象牙質の上に作るという考えがあり、またそれに合わせた修復物を優れた接着性レジンで歯に接着する。これが伴わなくては何の意味もありません。せっかく接着性レジンがあるのに、以前と同じように削って、修復物をグラスアイオノマーセメントで付けている患者さんを診ますが、残念に思います。

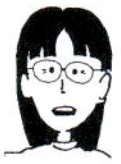

でも、私たち、患者側は、接着歯学についての情報がまったくありませんでしたから、ほとんど歯医者さんにお任せだったのです。

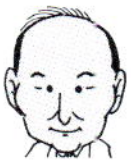

科学技術は進歩しますが、歯科医師の先生方が勉強し

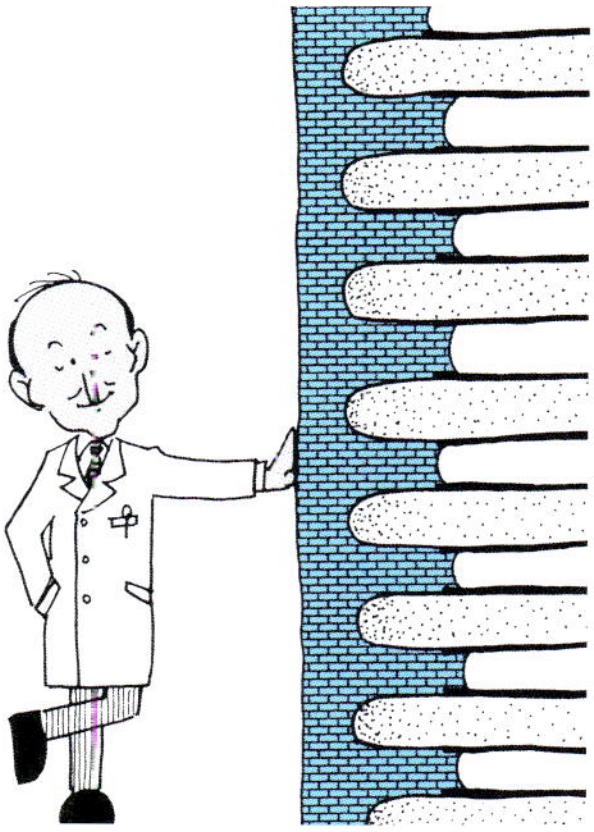

■ グラスアイオノマーセメント

クラウンやインレーなどの修復物を歯に付ける時に使用する歯科用セメントの一種。グラスアイオノマーセメントで修復物をくっ付けたつもりでもセメントが固まる前に象牙質が脱灰され、人工エナメル質を作れない。

治療法の進歩を理解する

てくれないと、それを治療に結び付けてもらえません。

治療される歯は変化がないため、以前と同じように考えがちですが、「かしこい患者」になるためにも治療法の進歩について患者さんも理解を深めていくことが必要でしょう。

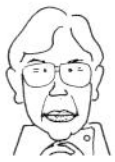

これからは患者さんも勉強するでしょうから、私たち歯科医師側も自分たちだけにしかわからないような、言わば「ブラックボックス」が存在する治療は改めなくてはなりませんね。

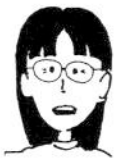

何と言っても、情報開示の時代ですものね。

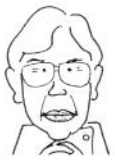

ところで、ナカバヤシ先生、修復物を歯に付ける接着性レジンを使用する時に注意しなければならないことはありますか？

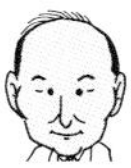

歯の表面に修復物を直接付ける場合には、人工エナメル質を確実に作ることのできる接着性レジンの選択が大切です。そのためには、歯科医師の先生方に接着性レジンの品質を見分ける眼力を養うとともに正しく使ってほしいです。

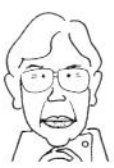

接着性レジンの選択で失敗すると、治療成績が悪くなり、再修復が必要となります。それと実際の治療法では、むし歯の部分を削ったら、新たな細菌感染を防ぐため、すぐに人工エナメル質を作り（象牙質コーティング）、その上に修復物を接着することが必要です。

接着を使わない治療法⑨

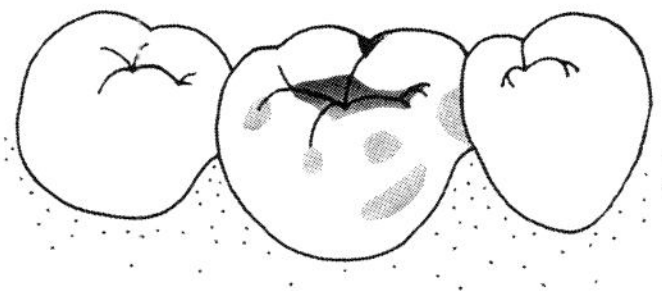

①かみ合わせの部分から隣まで、歯の多くの部分でむし歯が進行。

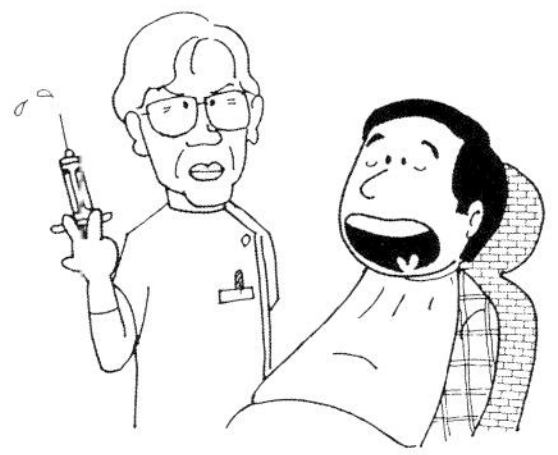

②「削っている最中はとても痛いと思いますので麻酔をしましょう！」

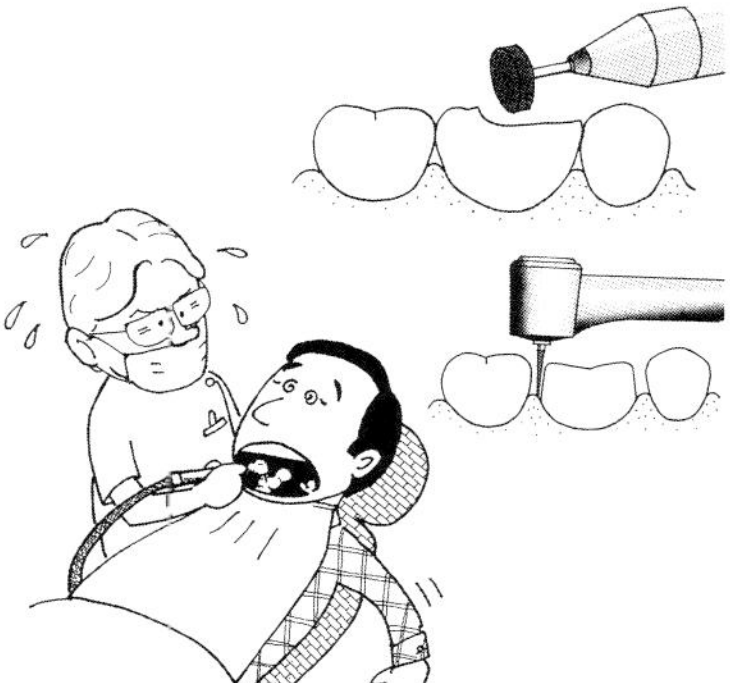

③「あそこを削って、ここも削って、いやいや大変、大変」

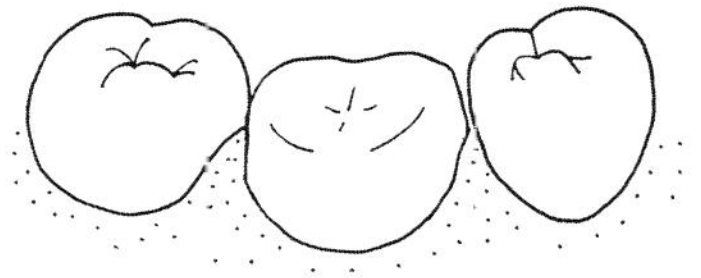

④「よし、これで削り終わったぞ！　われながらよくできた」

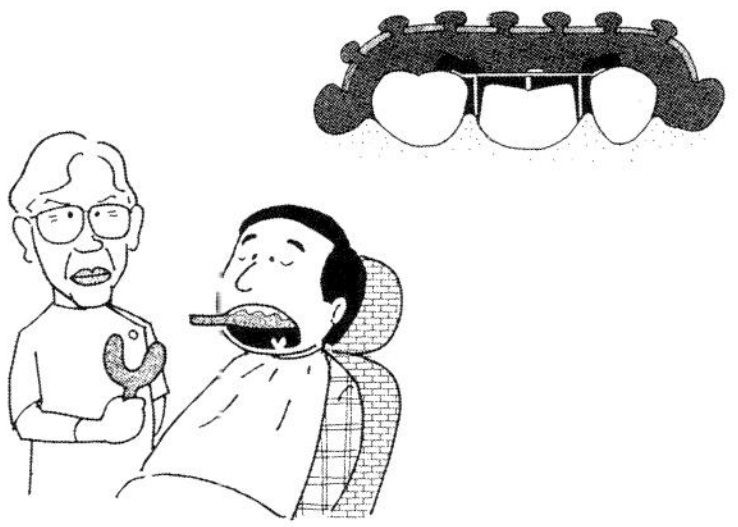

⑤「しかし、印象採得も難しいのだ。きちんとしなくては、正確なものができないからな」

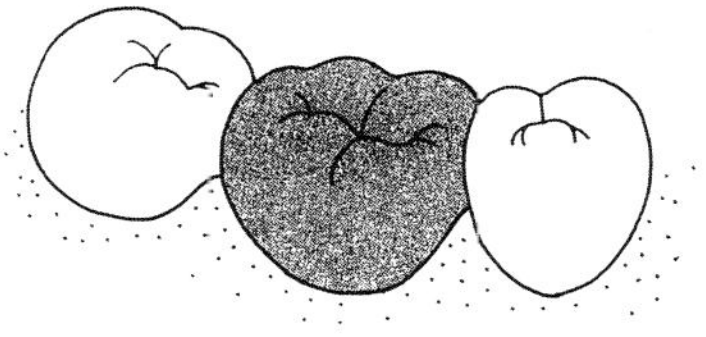

⑥「歯が見えないようにきちんとかぶせてと。これで完成だ」

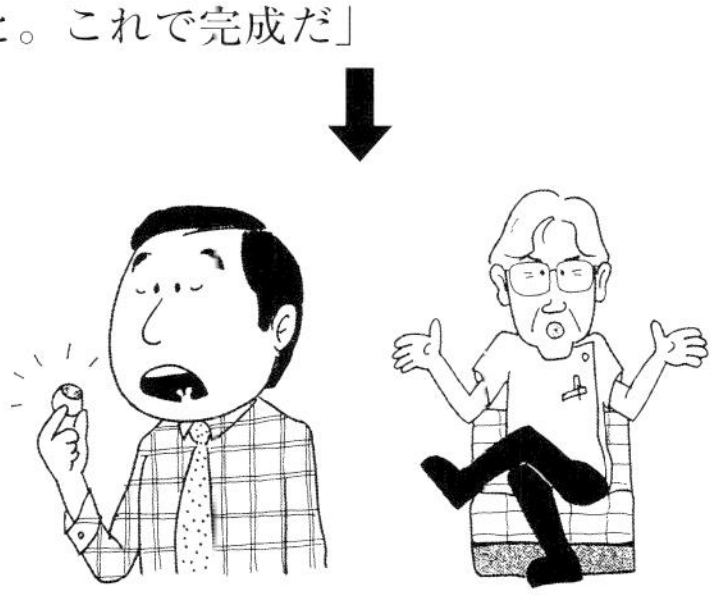

⑦「先生外れました」「なに！　外れた？　Oh My God！」

接着を活かした治療法⑨

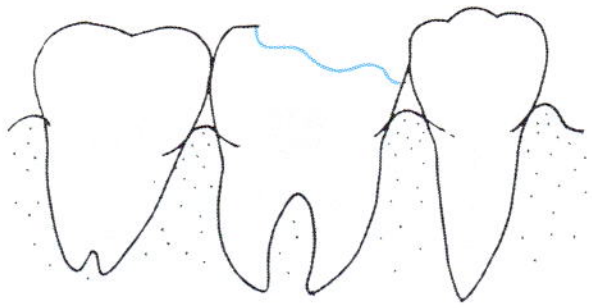

①むし歯の部分だけを取り除く。その上に人工エナメル質(ブルーのライン)を作る。

↓

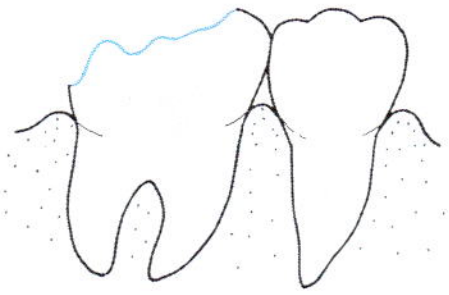

②この場合も同じ。人工エナメル質(ブルーのライン)を作って擬似治癒を目指す。

↓

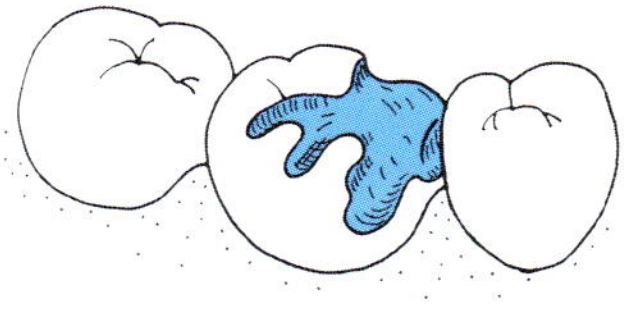

③「できるだけ歯質を残す」。結局それが歯を守る。

↓

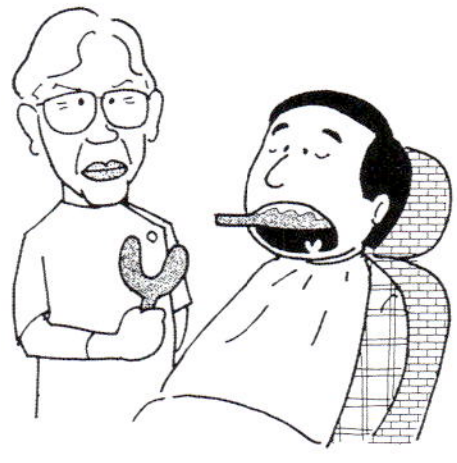

④「形が簡単だから印象採得も簡単！患者さんも楽だろう」

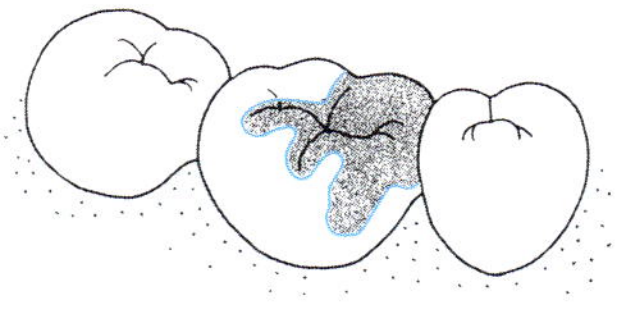

⑤あるがままに合わせた修復物。「あえて言えば、インレーかな？」

↓

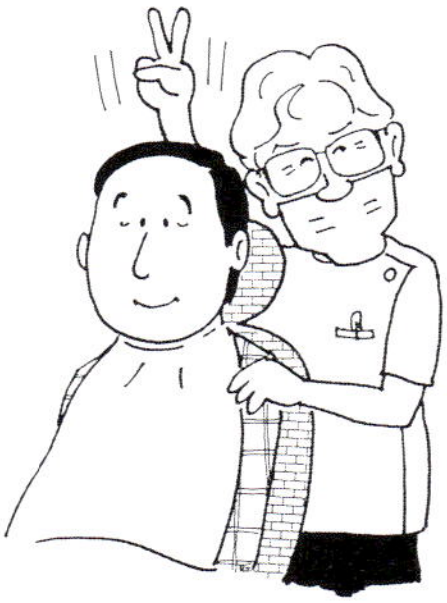

⑥「私もうれしいし、患者さんも喜んでいる。ありがたいことです」

↓

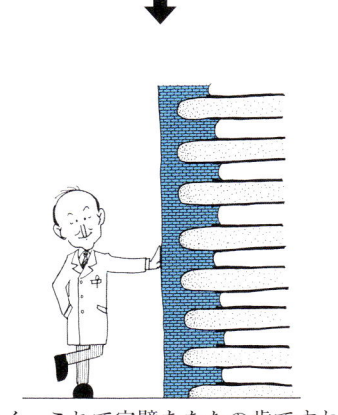

⑦「ハイ、これで完璧あなたの歯ですね」

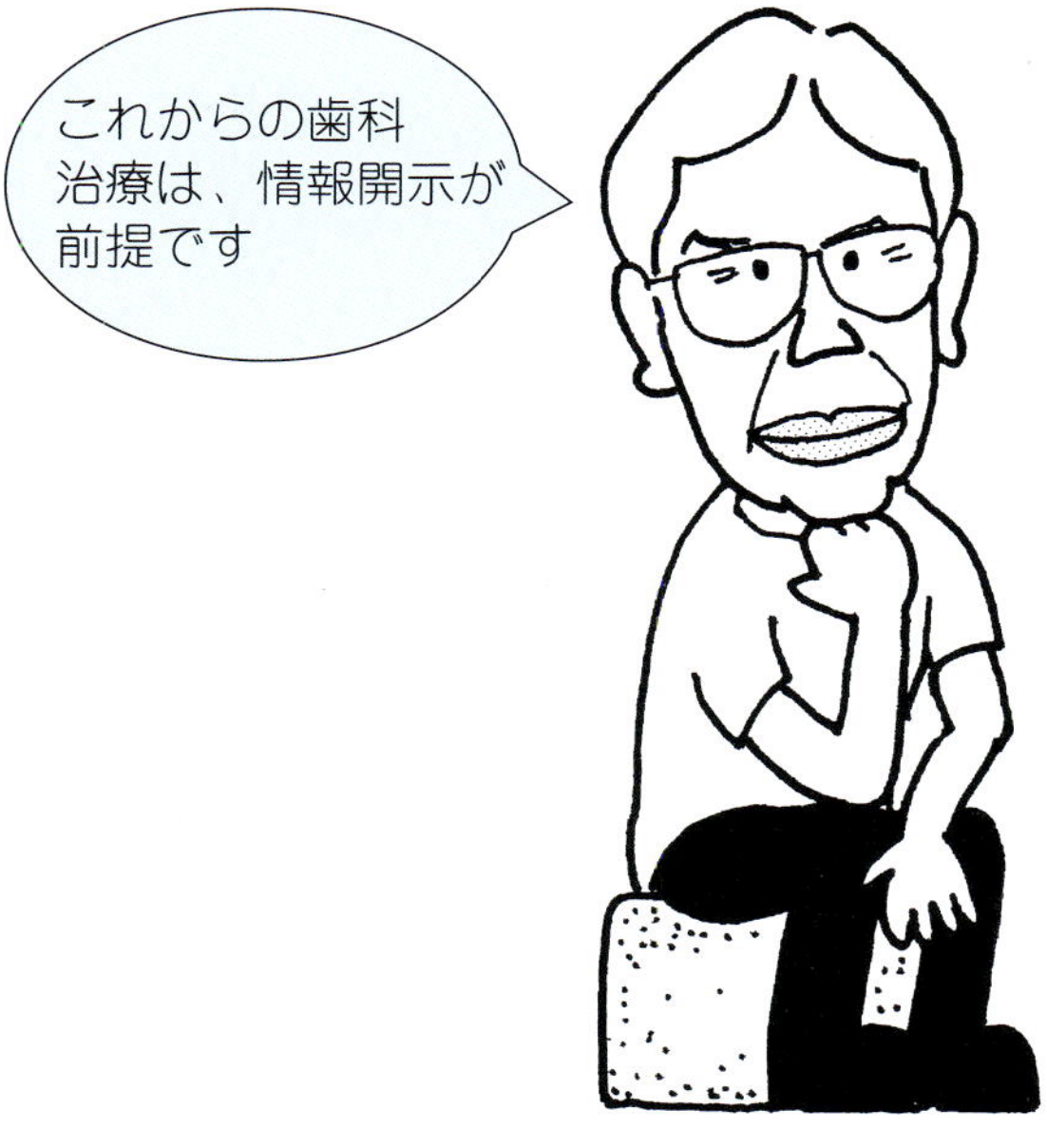
これからの歯科
治療は、情報開示が
前提です

第10章
とうとう歯が1本抜けてしまった

■歯を失うとさまざまな問題が・・・

「むし歯は治らない」と最初に言ったとおり、むし歯を治療して修復物を入れたにもかかわらず、むし歯や歯周病が再発して、やがて抜歯となる人も少なくありません。

歯を失う（欠損・図23）と、前歯部では審美性が悪くなることはもちろん、発音の障害も発生します。また臼歯部ではとくに咀嚼能力が低下します。それと同時に歯を失ったところ（欠損部）と向かい合った歯が伸びる。あるいは隣の歯が倒れかかってくるようになります。その結果、かみ合せが悪くなり、うまく顎が動かせず、顎の関節に異常（顎関節症《がくかんせつしょう》）が起きる場合もあります。

1～2本の歯の欠損では、失われた機能を回復するためにいくつかの修復処置が行われますが、個々の症状に合った最適な修復処置の選択が大切です。

この場合、機能や審美性の回復、生体に対する侵襲度、耐久性、経済性、使いやすさなどの要因のほかに、生活歯か失活歯か、歯周病の有無、かみ合せの状態、年齢、性別、さらには患者の希望などの要因も考慮されます。

現在、1～2本の欠損に対してはブリッジ、パーシャルデンチャー、インプラント義歯の三つの方法

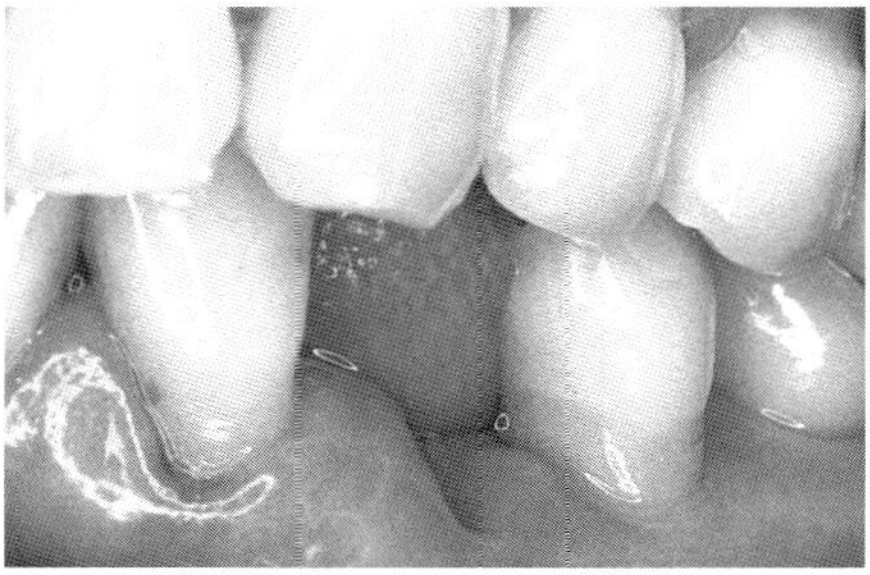

図23　歯が１本抜けてしまった（中間欠損）。

〈用語解説〉

■咀嚼能力

臼歯は舌、唇などの器官とともに食べ物を口の中で噛み砕いて唾液と混ぜ、飲み込みやすい大きさにする。しかし臼歯の崩壊や欠損あるいは咬合の異常などでこの能力が低下する。

■顎関節症

顎を動かした時に痛みが起きる関節痛、音がする関節雑音、口が開かないなどの顎運動障害を主な症状とする慢性疾患。

■インプラント義歯

「フィクスチャー」と呼ばれるチタンなどの人工歯根を顎骨の中に埋め込み、その上に人工の義歯や歯肉を装着して、失われた歯の機能や審美性を回復させる修復物（図参照）。

が考えられますが、先の要因を考慮すると、両隣に歯が残っている症例（中間欠《ちゅうかんけっ》損《そん》）では、多くの場合、その両隣の歯を柱にして、欠損部をブリッジでつなぐ修復処置が選択されます。この方法は欠損部を補う修復物にかかる力を両隣の歯で負担するため、ブリッジが抜けないように、またブリッジを入れやすくするため、両隣の歯を歯髄の近くまで削って、支台歯としなければなりません。そのため削った後に痛みが生ずる場合もあります。

また支台歯となる歯が傾いていると「便宜《べんぎ》抜髄《ばつずい》」と言って抜髄を行う必要がありました。そしてこの抜髄を避けるためには、支台歯の傾きを矯正治療によって真っ直ぐにしてからでないとブリッジを装着することができませんでした。

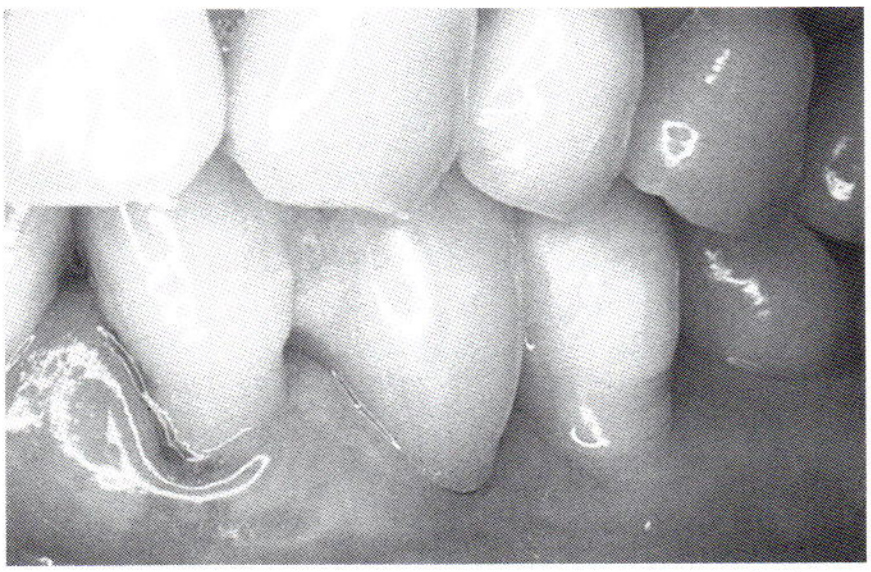

図24　図23の奥歯を接着ブリッジで修復。

■生体にやさしい接着ブリッジ

しかし、接着性レジンを用いた接着ブリッジ（図24）の登場は、画期的変化をもたらしました。金属製のブリッジやレジン製の人工歯、あるいは抜いた歯をそのまま利用して、両隣の支台歯に接着させる方法は支台歯をまったく、あるいはほとんど削らずにすむようになったのです。

その結果、支台歯の寿命も延ばすことができるようになりました。

■便宜抜髄

エナメル質と異なり、象牙質は外界からの刺激に反応して痛みを起こす。象牙質を大量に削り、ブリッジの支台歯を形成する時は、麻酔を行うか、歯髄に近ければ抜髄して、ブリッジ装着後に術後疼痛を起こすことを防ぐ処置を行う。

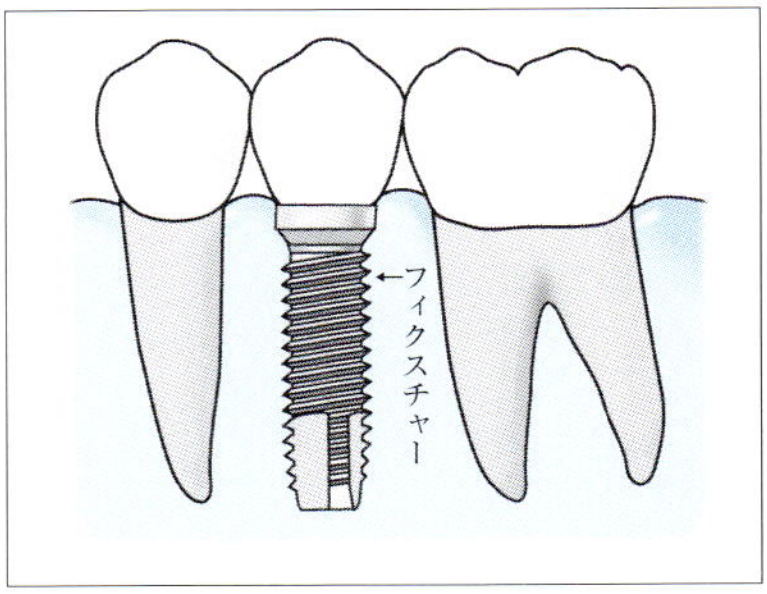

接着ブリッジで欠損修復

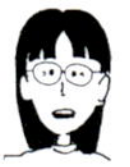

スゴーイ！　こんなに素晴らしい治療法があるなんてまったく知りませんでした。

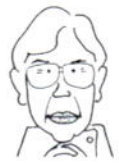

私たち自身も、画期的だと思っています。何しろ支台歯にダメージをほとんど与えることなくブリッジができますし、いつも痛みを起こしてきた象牙質も露出させないですみます。完璧ですね、ナカバヤシ先生！

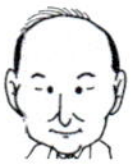

そう言いたいところですが、歯は1本、1本独立して機能している臓器ですから、これをブリッジでつなげるといったところに問題があると考えています。

以前のブリッジよりは支台歯を削らなくてすむところは、よいと思いますが、歯のない部分にかかる力をどうやって負担するかなど、考慮すべき点はまだまだ多いと思います。

また歯は歯根膜という素晴らしいショックアブソーバーがあるのですが、連結してしまうとそれが問題点となる可能性も高まります。

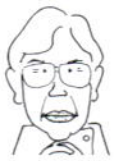

つまり接着ブリッジだけではなく、ブリッジという修復物そのものが、まだまだ問題点が多いということですね。

接着ブリッジも1980年代初頭には、かなり行われていましたが、失敗例が続いて「もう二度と接着ブリッジはしない」と言う歯科医師が

■ 接着ブリッジ

支台歯となる両隣の歯質を原則削らずに金属製のブリッジやレジン製の人工歯、場合によっては抜去歯を接着性レジンで接着する修復処置。

■ ショックアブソーバー

外界からの衝撃を緩和する緩衝材のこと。歯の組織の中では、歯根膜が食べ物を噛み砕く時に発生する咬合圧の緩衝に役立っている。

自動車のショックアブソーバーと同じ働きをする。

天然歯に勝るものなし！

多くなったことは残念です。

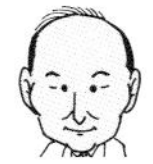
それこそ接着性レジンの接着力に依存しすぎて、ブリッジの構造に対する細かな配慮がなかったからではないでしょうか？

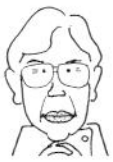
正直言って、歯周病などで歯が動いている場合は、接着ブリッジでの処置も難しいです。

それと、これは接着ブリッジにかぎらず歯を連結している修復物すべてに当てはまる欠点なのですが、片方が支台歯から外れているのに、もう一方が付いたままだと、外れているほうの支台歯が、むし歯になりやすいという指摘があります。

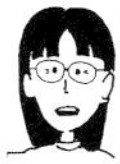
まだまだ、接着ブリッジにも問題が多いのですか？

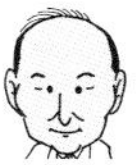
いやいや、患者さんが心配することではありません。

むしろ歯科医師の先生方に接着ブリッジがきちんと機能するように配慮をしていただきたいというのが本当の気持ちです。

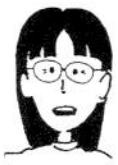
ああ、よかった。安心しました。

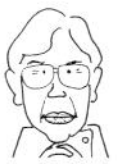
しかし、サヤカさん、どんなに精巧にブリッジが作られていても、また簡単に処置できるようになっても、自分の歯(天然歯)には勝《まさ》るものはありません。

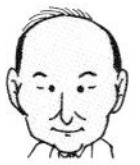
最初に言ったとおり、プラーク・コントロールを一生懸命行い、むし歯や歯周病で歯を失わないように心掛けてください。

■ 天然歯
生体固有の歯のこと。これに対して、義歯やパーシャルデンチャー、インプラントの上に付いている歯を人工歯という。

接着を使わない治療法⑩

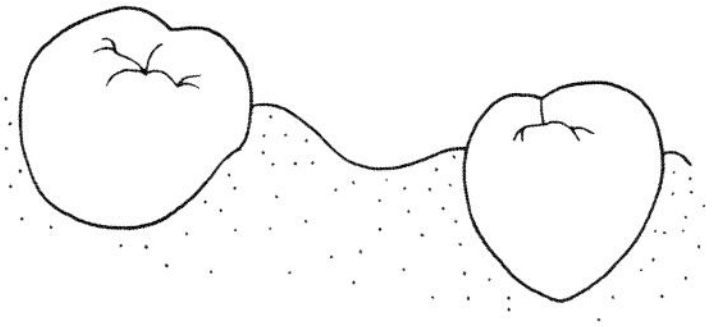

①臼歯が１本抜けた症例。

⬇

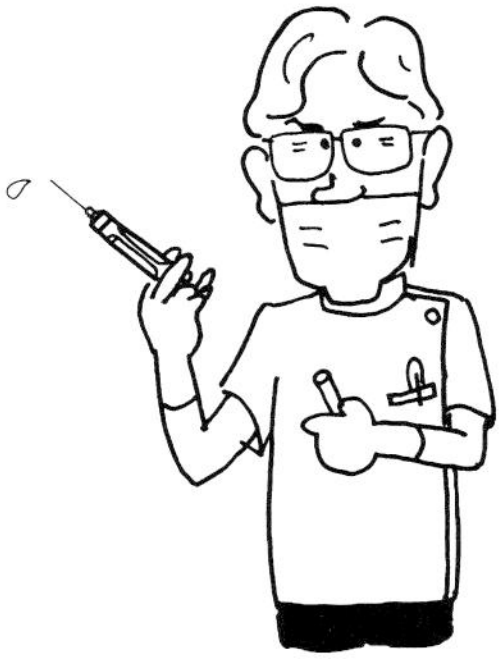

②「うーん、麻酔しなきゃダメだろうな。それにしても削るのはいやだなぁ」

⬇

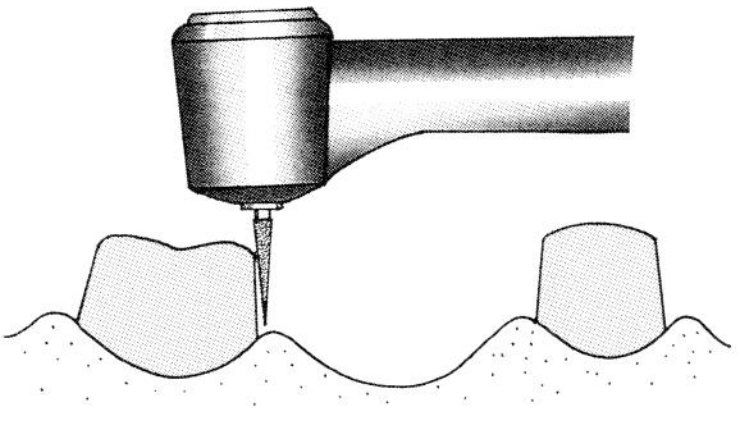

③「歯肉より下まで削って、平行に削らないと、入らないし、それにしても痛々しい！」

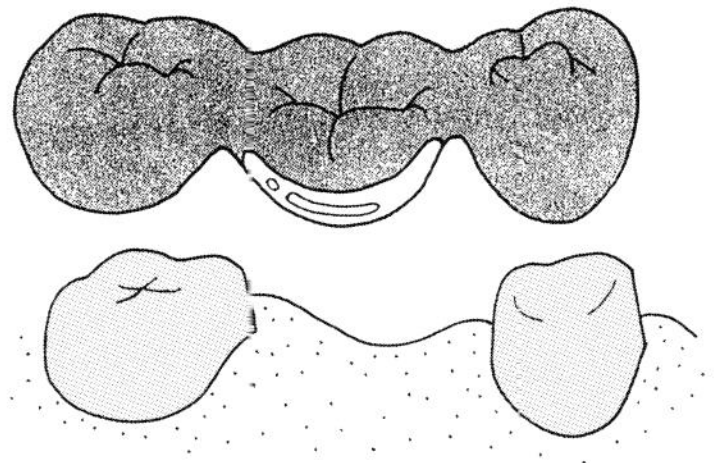

④「いやいや、ものすごく手のかかる作業だったけど、ともかくできた」

⬇

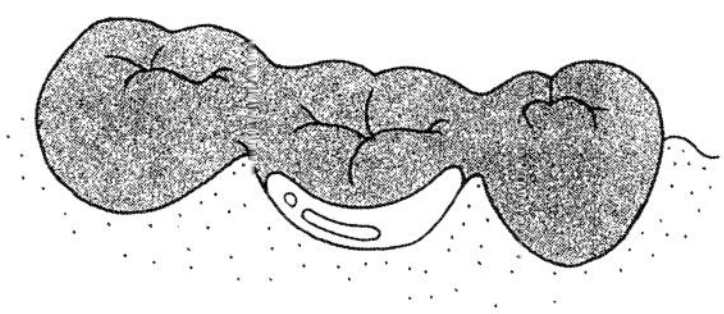

⑤「セメントで付けて完成。完璧だ！」（しかし二次う蝕により脱落するケースが多かった）

⬇

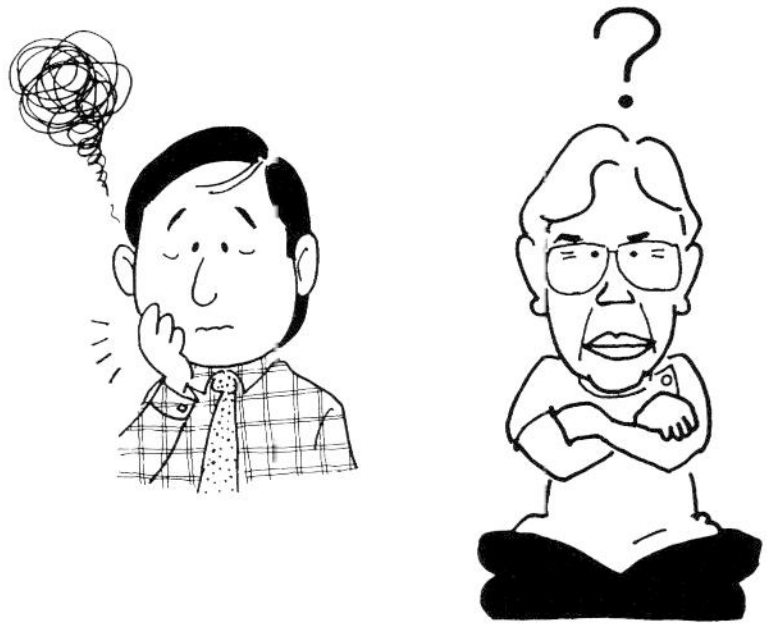

⑥「先生、何かシクシクするのですけど」
「おかしいなぁ？　完璧だったのになぁ？」

接着を活かした治療法⑩

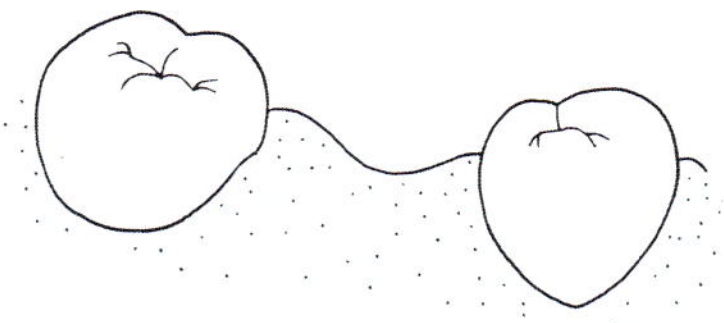

①歯が１本抜けた症例。「無傷のいい歯を削りたくないなぁ」

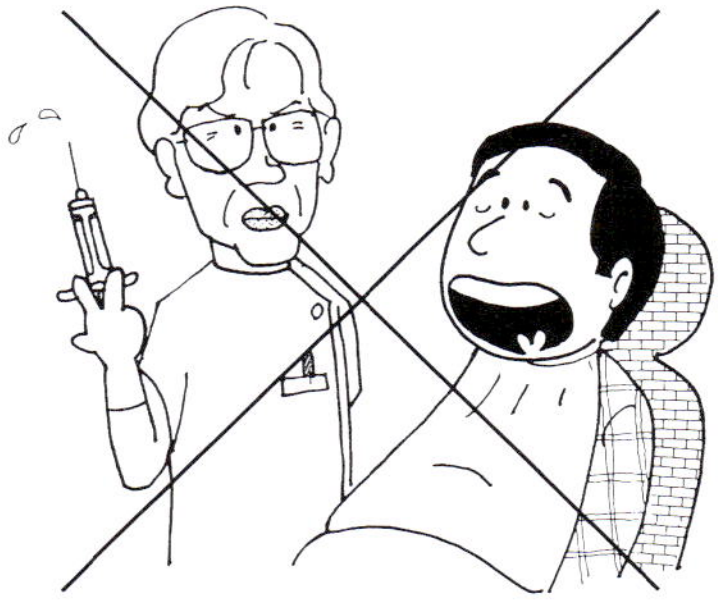

②「よし、接着ブリッジだ！　これなら麻酔も必要ない」

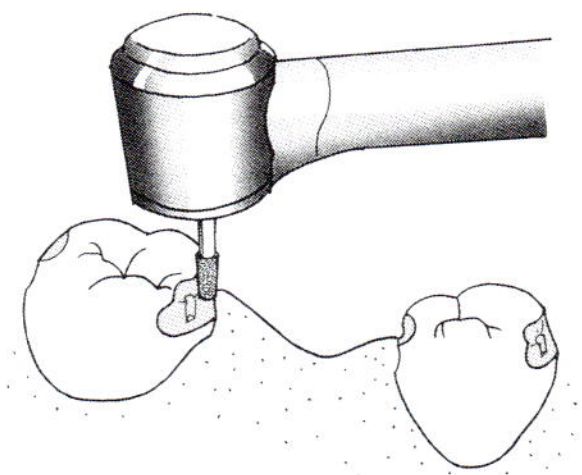

③削るのはほんのわずか。全部エナメル質の中だけ。

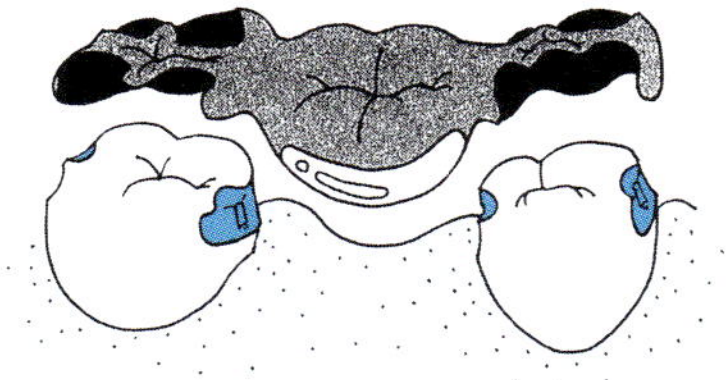

④印象採得も、作るのもみんな簡単！

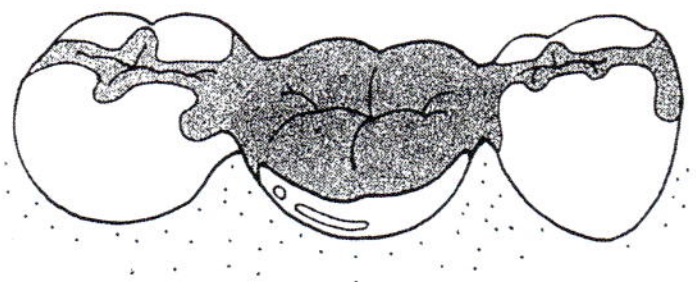

⑤接着性レジンセメントで接着。

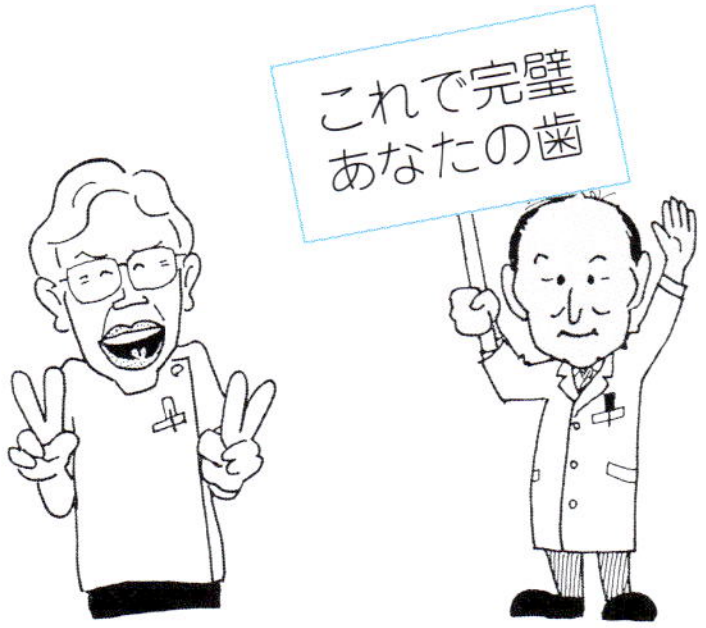

⑥「やったぜベイビー」「ハイッ結構です」

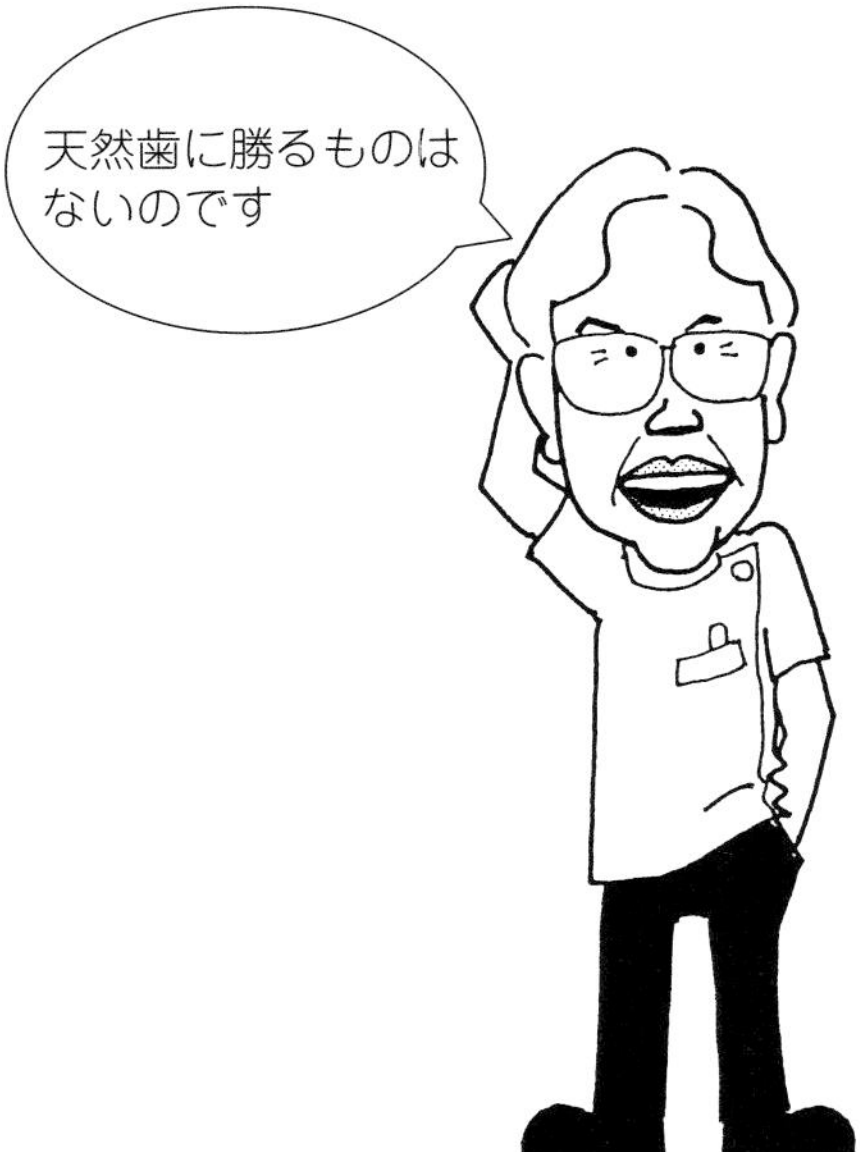
天然歯に勝るものは
ないのです

エピローグ
「歯科医師はこんなふうに歯を守ります」からね

■むし歯は遠くなりにけり！（二〇XX年の歯科診療室）

ヤスダ先生、私の定期健診をお願いします。プラーク・コントロールもきちんとやって、自信はあるのですけど・・・。

はい、わかりました。サヤカさん。それではさっそく、定期健診を始めましょう！　うーん、サヤカさん、完璧ですね。この調子でプラーク・コントロールを続けてください。それにしてもナカバヤシ先生、むし歯の患者さんが減りましたね。二次う蝕も減ってしまったし・・・（図25）。

私の言ったとおりでしょう。多くの歯科医師の先生方はあまり信じてなかったようですが、私はエナメル質を削らない、しかし万一、不幸にして象牙質が露出しても、その表層に人工エナメル質を作れば、修復物からの二次う蝕が少なくなると考えていました。だから今の状況は当然だと思っています。ヤスダ先生、もしかしたら歯髄を取られた失活歯の患者さんも以前より少なくなっているのではないですか？

そうですね。まず予防に対する意識が向上したおかげで、子どもたちのむし歯が、大幅に減ってきました。そして先生が予想したように失活歯を抱える患者さんも減ってきました。おかげ

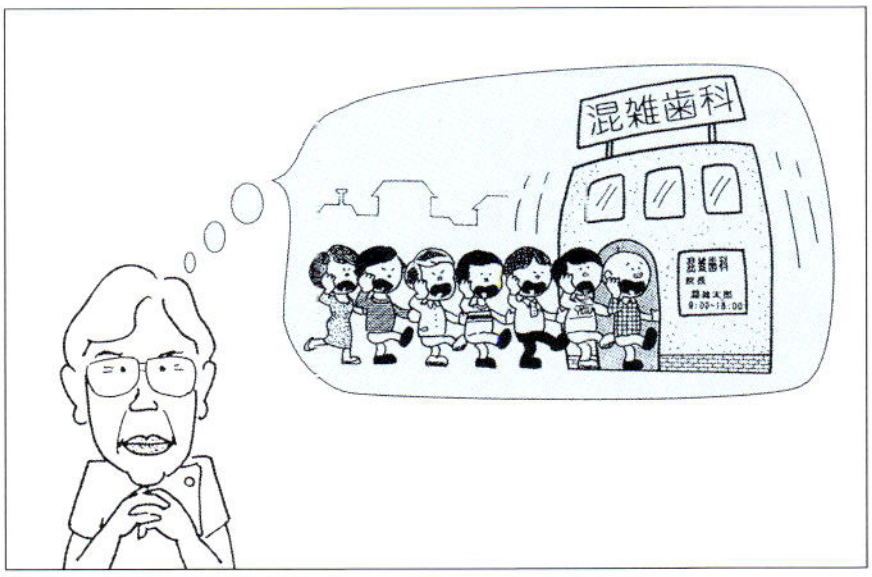

図25　昔は混雑していたのに・・・。

かしこい患者になるために
特別編
—サヤカさんのもっと知りたい—

今日は、本当にありがとうございました。いままでばく然としていた歯科治療の疑問点が大いに解消されました。

それは、よかったですね。私たちも一生懸命に説明した甲斐がありました。

サヤカさん、今回だけではなく、これからも歯の健康に対する関心を持ち続けてくださいね。

さまで私は自分の治療に人工エナメル質の恩恵を十分に反映させてきましたし、今も反映させています。そして患者さんにも分け与えてきましたから、ナカバヤシ先生の予想どおり私の診察室では、失活歯に対する治療が少なくなってきました。

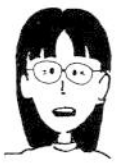

私も頑張って、今以上歯を失わないように努力します。でも、もし先生方にお会いしていなかったら、今でも歯で苦労していたと思います。

・・・とまあ、十数年後にはこんな会話をしているかもしれませんよ。

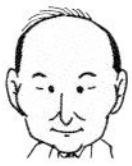

ただ、いまだに人工エナメル質が理解されていないことは残念です。私の持論は「歯は生きている組織」です。しかも自己治癒力に欠けた組織であるため、歯科医師が歯を削ると、それだけ傷口が大きくなると考えてほしいのです。

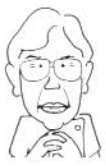

私たちが受けた歯学の教育は、自然を無視した本当に技術を重視したもので、「歯が生きている組織である」と言う感覚は身に付きませんでした。抜いた歯やプラスチックの模型を削って実習するわけですから、象牙質や歯髄の痛みなど、学べません。

そのために生きている歯を削ることに対して、何の抵抗もありませんでした。歯を削った時、出血しないことが歯科医師に誤解を与えてしまったし、出血しない理由をもっと科学的に勉強するべきであったと思います。

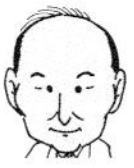

そういう教育の結果が、実際の治療で患者さんの歯を削った時、「痛い」と言われれば、抜髄を行い、また生活歯と失活歯を区別した治療をしてこなかった最大の理由でしょう。

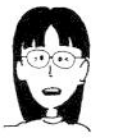

はい、もちろんです。これからもプラーク・コントロールを家族や地域の皆さんとともに続けていきます。

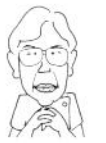

ぜひ、そうしてください。私たちも応援させていただきますし、何かわからないことがあれば、いつでも相談に乗ります。

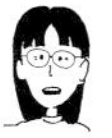

では、お言葉に甘えて、教えていただきたいことがあるのですが、よろしいでしょうか?

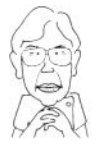

どうぞ、何でも聞いてください。

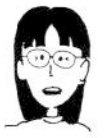

先生方のお話を聞いていて、思ったのですが、歯についての専門用語があまりに多いので驚きました。だって、普通「むし歯」を「う蝕」とは呼びませんもの。そこでプロローグでCO（シーオー）という歯の状態を示す言葉がありましたが、もしCO

「歯髄さえ取ってくだされば痛みが消えるのに」なんて考えていた私もずいぶん勉強不足でした。ですから一般市民に対しても、歯の健康教育を正しく行うことも大切だと感じます。

私は以前から抜髄は正当な医療行為かどうか非常に疑問に思っていました。確かに20世紀には正当な医療行為とされていましたが、歯の命を奪う処置を治療として受け入れてよいのでしょうか？

現実にほかの臓器移植医療でも、その前提条件となる脳死を受け入れにくい社会通念があるのに、それに匹敵する抜髄を医療行為として、正当化してきた状況に矛盾を感じていました。少なくとも、すでに21世紀に入った現時点では考え直してみる必要があると思います（図26）。

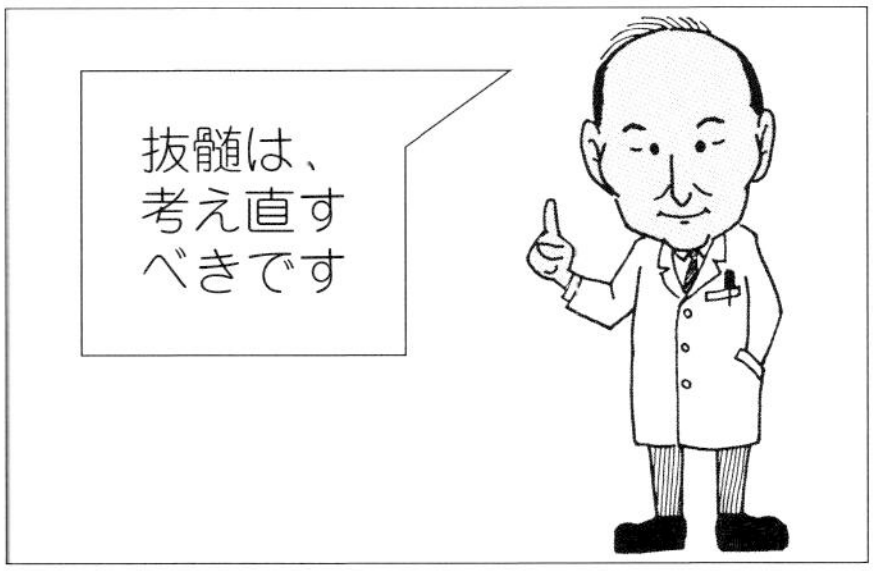

図26　21世紀まで抜髄は続くのか？

さすがに抜髄は少なくなりましたが、それは単に軽度のむし歯が増えただけで、抜髄そのものがすでに「考え直すべき処置」であるという発想はなかなか・・・。

私も痛くしない歯医者さん、痛みを取ってくれる歯医者さんがよい歯医者さんで、痛くする歯医者さんは下手だと思っていました。

そう思う人々が多いのも事実です。しかし、歯髄を奪われた歯が痛みを感じないのは当たり前です。

以上にむし歯が進行したら、何と言うのでしょうか？

今回、この本では、読者の皆さんの理解を助けるために〈用語解説〉を設けて、歯科の専門用語を説明してきましたが、それだけでは十分ではなかったかもしれません。ヤスダ先生、ちょうど「むし歯」、いや「う蝕」の話が出ましたので、「う蝕」の進行程度について、もう少し詳しく説明していただけませんか。

わかりました。では、「むし歯」ではなくて、「う蝕」について説明しましょう。プロローグでもお話ししましたが、「う蝕」はエナメル質の脱灰と再石灰化のバランスが崩れ、脱灰が進むと発症します。「う蝕」もいろいろな分け方がありますが、昔から行われている方法で進行度によって分類したものがあります。

処置後の失活歯の運命が惨憺《さんたん》たる結果だと歯科医師は経験的に認識していても、それが抜髄した歯からの問題というよりも、修復物からの問題であると理解してきました。今後は、できるだけ失活歯にしないようにする努力を期待したいです。そのための第一歩は、エナメル質をできるだけ削らないことなのです。

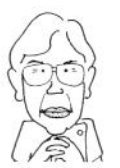
ナカバヤシ先生は、ずいぶん以前からエナメル質の重要性を訴えてこられましたね。

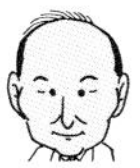
「エナメル質に穴の開いたむし歯、それから象牙質は自己治癒しない。だから、エナメル質は大切です」と、こんな単純なことを20世紀にはいくら言っても信じてもらえなかったのです。エナメル質も象牙質も細胞ではなく、血液が循環していない組織なので、自己治癒力がないことは議論の余地がないのですが・・・。

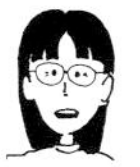
私にとって、「むし歯は、治らない、治せない」と言うお話はとてもショックでしたけれど、それ以来、自分で歯を守ることに力を入れるようになりました。

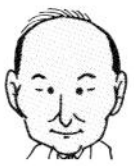
それでよいのです。いくら歯科材料が進歩しても、神から授かったエナメル質にかなうものはありません。

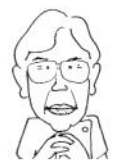
またまた、耳が痛い話です。ただ、私は患者さんが「むし歯」は治らないと言うことを理解してくれたおかげで、その後、予防処置、治療がとても行いやすくなりました。

患者さんが自分で健康を守ろうとする姿勢や努力に対して、われわれは手を差

サヤカさんも、もしかしたら、歯科検診を受けている時に歯科医師が「C_1（シーイチ）」と言っているのを聞いたことがあると思います。これは「う蝕侵襲程度第一度」と言い、その症状は、エナメル質に脱灰が起こり、表面が白く濁ったように見えます。

これが「C_2（シーニ）」となると、象牙質の半分以上がう蝕の状態となります。象牙質は刺激に反応しますから、痛みを感じます。

さらに進んで、「C_3（シーサン）」では、象牙質の大部分と歯髄にまでう蝕が進行した状態となります。歯髄は歯の神経ですから、激しい痛みが始まります。

そして最後に「C_4（シーヨン）」です。これは歯根を残して歯が崩壊した状態を示します。こうなると抜髄、あるいは最悪の場合には抜歯をしなけれ

し伸べればよいと理解できるようになったのです。

■21世紀の歯科医療への期待

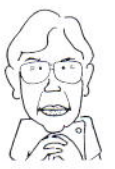

ナカバヤシ先生、すでに21世紀になりましたが、国民の皆さんはどうやって自分の歯を守っていくべきでしょうか？　また20世紀の反省を含めて歯科医療は今後どうのように変化していくべきでしょうか？

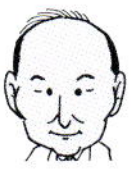

「まずはプラーク・コントロールでしょう」と言いたいところですが、「自分の歯は自分で守る」、そういう心掛けが大切です。初等・中等教育の中で、歯の健康維持の方法を教えるカリキュラムがあってもよいと思います。

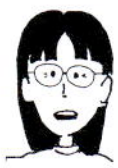

今では私も家族にプラーク・コントロールを教えていますし、地域の人たちと一緒に「歯を守る運動」をするようになりました。

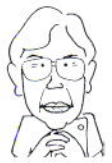

その運動には私たち歯科医師もぜひ協力させてください。

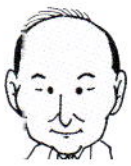

協力ではなくて、これからは歯科医師が率先して地域の住民をリードしていくべきです。それには、長年の歯科医療に対する反省からスタートしなくてはなりません。

何度も同じ話を繰り返しますが、歯科医師はエナ

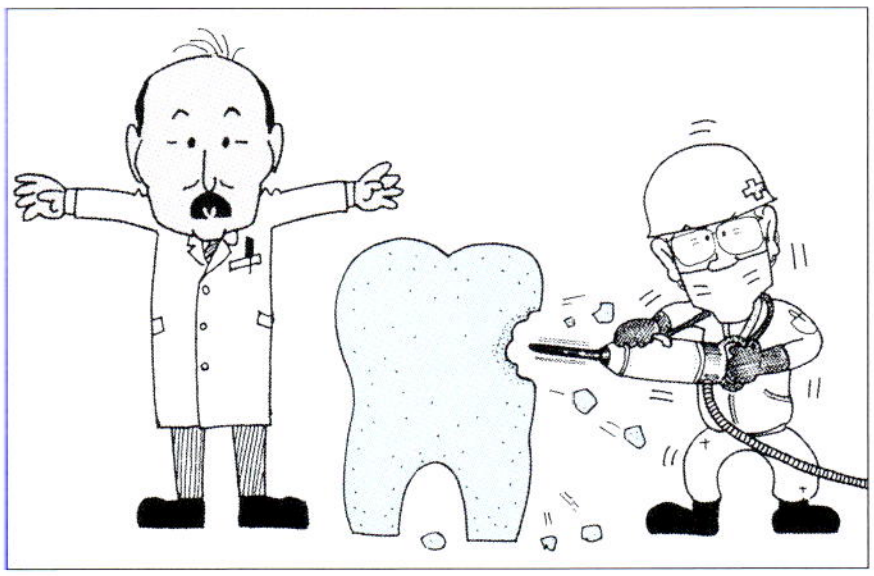

図27　「削って、詰める」で大丈夫？

ばなりません。左にC_1からC_4までの症状の程度をイラストで示しましたので参考にしてください。

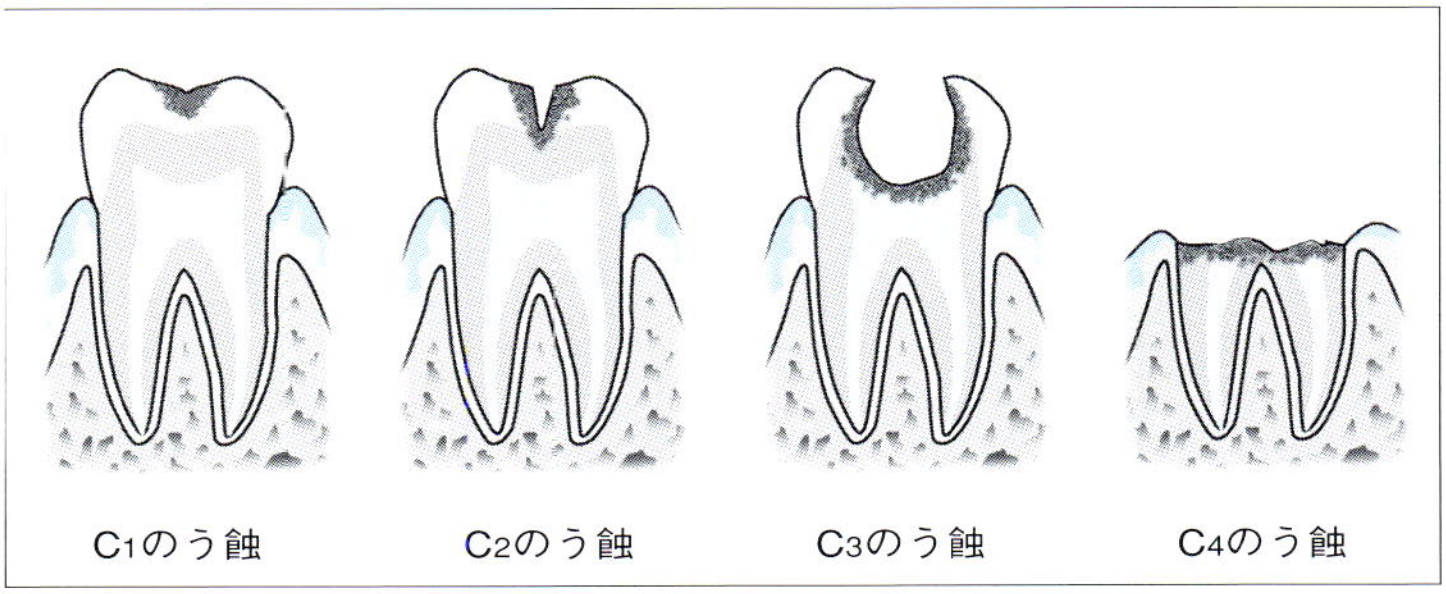

メル質や象牙質などに発症したむし歯を治療するべきであるのに、健全歯質までを削って、残った歯質の外側に修復物をのせてきました（図27）。そして、これを長い間治療と信じてきたのです。

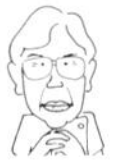

ちょっと待ってください。「残った歯質の外側に修復物をのせてきた」とはどういう意味ですか？

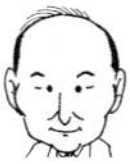

つまり、歯は生きている組織という認識が低く、歯科材料と技術を過信しすぎていたのです。21世紀には、歯の病気、とくに「エナメル質に穴が開いて象牙質まで達したむし歯」は治らないと認識するべきでしょう。

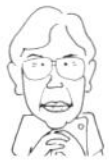

ナカバヤシ先生、歯科には、とくにむし歯の治療がそうだと思うのですが、病気の部分を治療する段階と、その後にできた窩洞を修復する段階とがあると思うのです。しかし、どこまでが病気で、どこからが窩洞の修復かという区別が明らかでなかったと思うのです。

そういう意味からも、人工エナメル質の発見は非常に意義があったのだと思います。人工エナメル質を作って、はじめて病気、むし歯に終わりを告げる「治癒」をもたらすことができました（図28）。このことが歯科医学の中に真の医療的行為、すなわち「自然治癒力を助ける」と言った考え方を導入し、その結果、人類に貢献できるようになると思うのです。

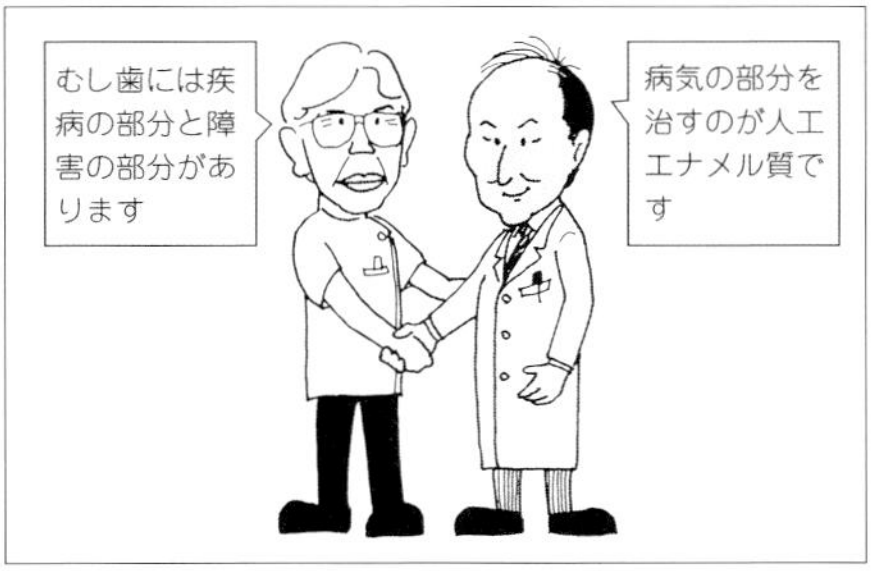
病気の部分を治すのが人工エナメル質です
むし歯には疾病の部分と障害の部分があります

図28　「治癒」と「修復」を区別する。

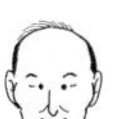

抜歯にはならなくても、抜髄した歯は何度も言っているように、血管を通した栄養の補給がなくなるため、歯の色が黒くなったり、脆くなったりして、外からの力で折れてしまう可能性が出てきます。

また「むし歯」は治らないので、常にプラーク・コントロールを行い、う蝕になりにくい口腔内の環境を維持しなくてはならないのです。不必要に酸が作られないような生活習慣が大切です。

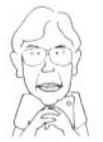

ほかには、ご質問はありませんか？

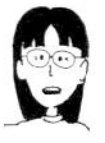

歯周病について、もう少し詳しく教えてください。

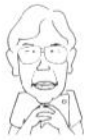

これも、プロローグで説明しましたが、やはり原因は、プラークです。歯と歯肉の間には歯肉溝という0.5ミリから2ミリぐらいの

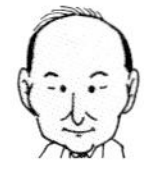

そのように理解してもらえると、人工エナメル質の発見者としては、嬉しいですね。これからはエナメル質の大切さを理解したうえで、歯科材料に頼らない治療法を考え、これを普及させていくべきだと考えています。歯科医師の先生方も患者さんに正しいインフォームド・コンセントを行い、むし歯にならない生活習慣を教育してほしく思います。

■フッ化物はもちろんいいのですけれど・・・

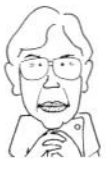

現在、世界中で子どもたちのむし歯が、激減している状況はWHOによると、フッ化物の応用、とくに上水道へのフッ素薬剤の添加、フッ化物入り歯磨剤による影響が大きいと指摘されています。このことについては異論がないと思いますが、ナカバヤシ先生、どうでしょうか?

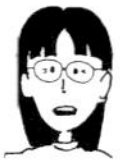

私もフッ化物入りの歯磨き剤を使っています。子どもたちには歯医者さんでフッ化物を塗ってもらっています。

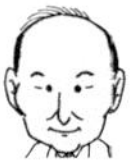

私はむし歯が減っている原因は、さまざまなフッ化物の効果か、それとも口腔衛生知識の普及のためなのか区別しにくいのが現状と思っています。そして、むしろフッ化物を過信することは戒《いまし》めたいと思います。

フッ化物の効果を考える前に、プラークにおおわれたエナメル質ときれいなエナメル質に処方されたフッ化物を同一視して議論することはよくありません。きれいなエナメル質にはフッ化物が効果的です。しかし、プロローグでも説明しました深さの溝があります。この歯肉溝の中にプラークがたまると細菌の影響で歯肉が炎症を起こし、腫れてきます。

この状態をそのままにしておくと歯肉溝は「歯周ポケット」と言うさらに深い溝に変化します。そしてプラークのほかにも歯石がこの中にたまり、歯肉を刺激し、炎症をさらに悪化させ、歯肉がどんどん減っていきます。

また歯根が埋め込まれている歯槽骨を溶かしてしまい、歯がグラグラ揺れてきたり、出血を起こしたり、膿が出てきたりします。

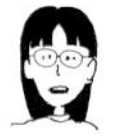

そして、最後には歯が抜けてしまうのですね。

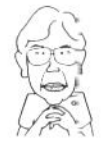

そのとおりです。次のページに歯周病の進行の程度をイラストで示しておきますので、ご覧になってください。

したが、プラークが付いているとフッ化物はエナメル質の表面に届きません。いつも口腔衛生を心掛けている人は、きれいなエナメル質をしているでしょうから、当然むし歯にはなりにくいでしょう。本来、エナメル質は耐酸性があり、十分、象牙質や歯髄を保護する機能を持っています。ですからプラーク・コントロールのほうが、むし歯予防には効果的と思います。

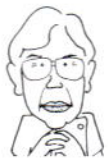
そうですね。とくにブラッシングを中心とした自分で行うセルフケアと歯科医院で行ってもらうプロフェッショナルケアの両方をうまく組み合わせる必要があると私も思います。

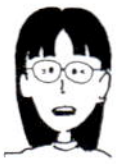
とてもよく分かりました。結局、歯を失う原因であるむし歯の予防のためには、プラーク・コントロールが一番効果的なのですね。

■そして歯周病は？

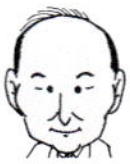
もし、近い将来むし歯が撲滅されても、まだまだ歯周病の問題が残っていますね。

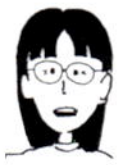
そう言えば、今回は歯周病のお話は少なかったですね。私、とても関心があるのですけど・・・。

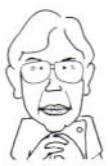
こうすれば予防できる、治療できるということが、だいぶ解明されてきたにもかかわらず、歯周病になっている人の割合は減少していません。
これは、一つには歯周病そのものに対する国民の認識が、まだまだ低いからだと

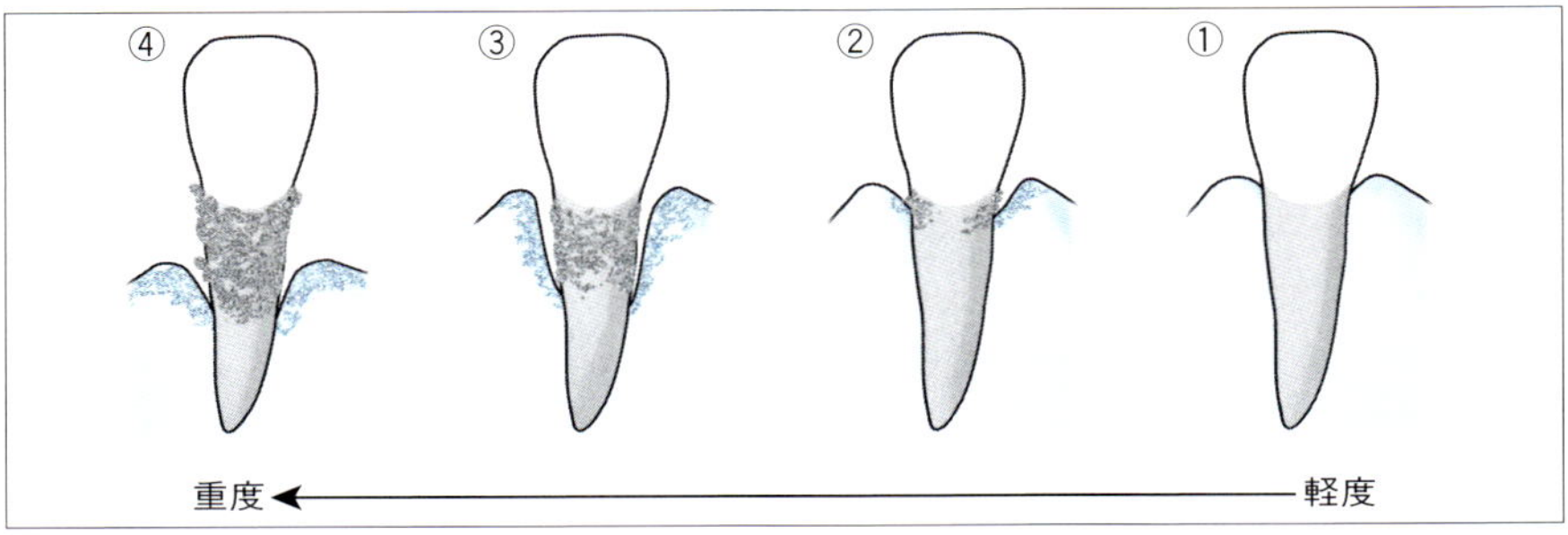

思います。もちろん、それは私たち歯科医師が歯周病とはどういう病気かということを、広く国民に理解させる努力をしてこなかったことが原因ですが・・・。

歯周病はむし歯のように痛みを伴う自覚症状もありませんよね。ヤスダ先生、日本では歯周病の人は多いのですか？

厚生労働省の「平成11年歯科疾患実態調査の概要」によると、歯肉に所見のある人、つまり何らかの問題を抱えている人は7割にも達しています。でも、重症と思われる人は1割ちょっとですから、今からきちんとケアをしていれば、それほど心配する必要はないと思います。

しかし、むし歯も歯周病も何もケアをしなければ、最後には歯が抜けてしまいます（図29）。それを防ぐためには、日常のセルフケアと歯科医院における定期的なプロフェッショナルケアなどが必要です。むし歯の予防ばかりでなく歯周病の予防に対しても、プラークへの理解を深め、プラークの付着を防止する努力が必要です。

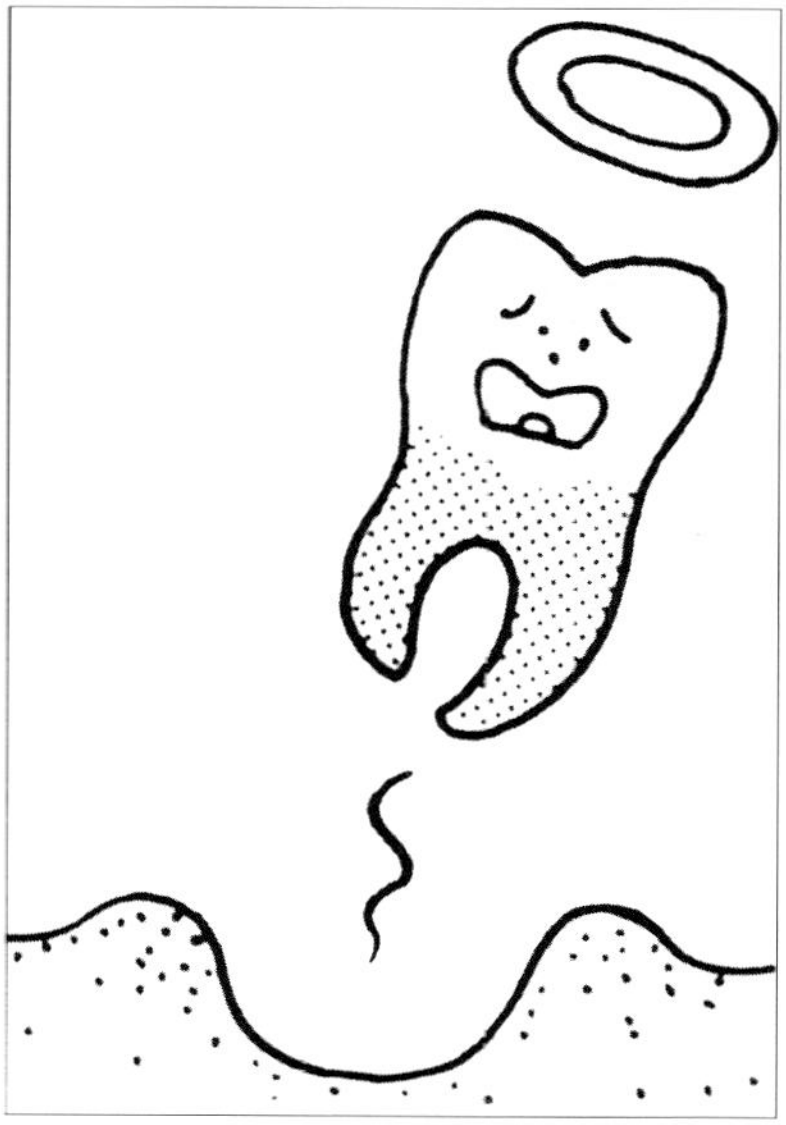
図29　ケアがなければ、歯は抜ける。

むし歯だけではなく、歯周病の予防も、やはりプラーク・コントロールなのですね。

やはり、う蝕も歯周病もプラーク・コントロールを行い予防するしかありませんね。

先生たちのお話をうかがって、歯は神様がくれた宝物だとあらためて気が付きました。どうもありがとうございました。

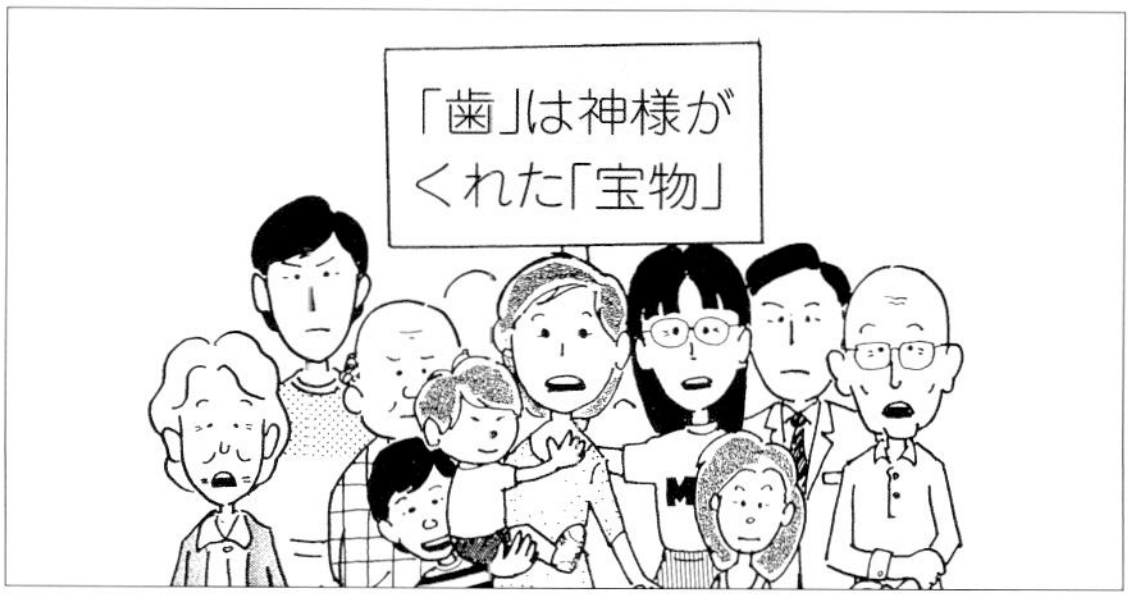

あなたの健康21「歯と口の健康を守ろう会」について

本書でも繰り返し説明したように「エナメル質に穴が開いて象牙質に達したむし歯」は治りません。読者の皆さんも歯医者さんに行ってむし歯を治してもらったはずなのに、同じところがダメになってしまった。また治しても、さらにまたと、次々に悪くなっていった経験をお持ちのことと思います。

でも、よくよく考えてみれば当然のことです。もともと硬い歯の組織は再生しませんし、ここに生じた歯の病気は治りません。だからこそ、エナメル質という耐酸性が高い、とても硬い組織が歯を守っているのです。

むし歯を筆頭に、歯周病・顎関節症など口の中にはたくさんの病気があります。また皆さんにも口臭、歯並び、歯の色についてなど、いろいろな悩みをお持ちのようです。

そして、それらに対する治療法、処置の方法が多く発表されています。しかし、これらの情報が正しく皆さん伝わっているかどうかは疑問に思うことが多々あります。誤った情報が伝わり、健康にとってむしろ弊害になるような処置法さえ見受けられます。

　そこで私たちは健康な歯をどのように守るか、また、今、最も適切と考えられている処置法は何か、などを広く皆様にお知らせすることを主眼に、【あなたの健康21「歯と口の健康を守ろう会」】を設立しました。同時に歯科医師の方々にも「歯を守る」にはどうしたらよいかを学んでいただきたいと考えています。

　なお本会は、ホームページの運営、書籍・パンフレットの発行、市民フォーラム、歯科医師研修会などを事業とし、現在ＮＰＯ法人の申請を行っております。

ホームページ：http://www.t-oralhealth.org/

〈参考文献・資料〉

中林宣男編『最新接着歯学用語・解説集』（クインテッセンス出版）

安田　登『超接着による齲蝕治療／ザ・クインテッセンス別冊 YEAR BOOK'95』（クインテッセンス出版）

安田　登、鯉渕秀明『接着の予防的視点に基づく臨床応用のすすめ-生物学的封鎖のための象牙質コーティング-／ザ・クインテッセンス別冊 YEAR BOOK'96』（クインテッセンス出版）

安田　登『接着の臨床-治癒を補う歯科治療-』（医歯薬出版）

安田　登『修復学再考-総説として-／補綴臨床別冊・新しい齲蝕学・修復学を求めて』（医歯薬出版）

Nakabayashi N,Pashley DH『Hybridization of Dental Hard Tissues』（Quintessence Publishing Company）

中林宣男、石原一彦、岩崎泰彦『バイオマテリアル』（コロナ社）

厚生省健康政策局歯科保健課『平成11年歯科疾患実態調査の概要』（厚生労働省）

中林宣男監修『新版硬質レジンの世界-硬質レジンの理論・臨床応用・技工操作・熱から光への変遷-／Quintessence of Dental Technology 別冊』（クインテッセンス出版）

中林宣男、安田　登、池上　正『来て見て接着これで完璧象牙質』（クインテッセンス出版）

中尾勝彦、安田　登、高島昭博編『歯をまもる』（医歯薬出版）

接着歯学会編『接着歯学』（医歯薬出版）

■著者紹介

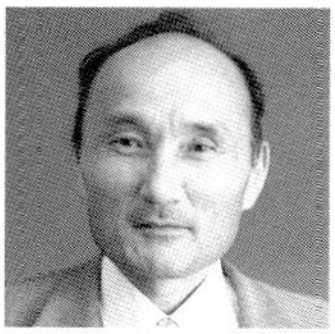

中林　宣男(なかばやし　のぶお)

1936年東京生まれ。59年東京工業大学理工学部卒業。64年同大学院修了。66〜69年米国エール大学化学科にて酸化・還元樹脂の研究に従事。1986年東京医科歯科大学教授。

1984年に高分子学会賞受賞以来、88年日本バイオマテリアル学会賞、93年中国科学技術進歩貢献賞、94年 Wilmer Souder Award(IADR)、95年日本歯科理工学会賞、96年日本人工臓器学会論文賞、97年 Hollenback Memorial Award(Academy of Operative Dentistry)、同年日本化粧品技術者第39回優秀論文賞、2000年日本人工臓器学会技術賞、02年日本バイオマテリアル学会科学功績賞、03年高分子学会高分子科学功績賞、日本歯科医学会会長賞などを受賞し、高分子化学・バイオマテリアル分野で活躍。

現在、東京医科歯科大学名誉教授、日本歯科大学客員教授、あなたの健康21「歯と口の健康を守ろう会」会長、日本接着歯学会常任理事・名誉会員、日本歯科理工学会理事・名誉会員、IADR(国際歯科連盟)会員、日本人工臓器学会評議員などを務める。

2001年紫綬褒章(バイオマテリアル・機能性分子化学)受章。工学博士。

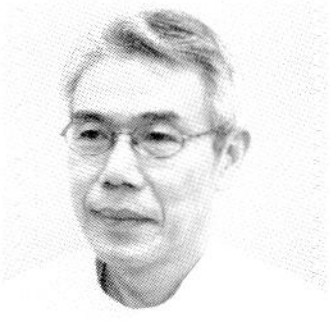

安田　登(やすだ　のぼる)

1944年東京生まれ。69年東京医科歯科大学歯学部卒業。71〜73年パリ大学医学部大学院留学、75年東京医科歯科大学大学院修了。76年同大学歯学部助手、86年同大学歯学部講師。87年第一生命保険相互会社日比谷診療所歯科医長。

現在、第一生命保険相互会社日比谷診療所歯科医長、東京医科歯科大学歯学部臨床教授、あなたの健康21「歯と口の健康を守ろう会」理事長、日本接着歯学会常任理事、日本審美歯科学会理事、日本補綴歯科学会評議員、日本補綴歯科学会東京支部理事などを務める。歯学博士。

なるほど納得、むし歯の治療　知って、よかった接着歯学

2004年3月10日　第1版　第1刷発行

web page address　http://www.quint-j.co.jp/
e-mail address: info@quint-j.co.jp

編　著　あなたの健康21「歯と口の健康を守ろう会」

発行人　佐々木　一高

発行所　クインテッセンス出版株式会社
東京都文京区本郷3丁目2番6号　〒113-0033
クイントハウスビル　電話(03)5842-2270(代表)
(03)5842-2272(営業部)
(03)5842-2279(書籍編集部)

印刷・製本　横山印刷株式会社

ISBN4-87417-794-8 C3047

定価はカバーに表示してあります